Bibliografische Information der Deutschen Nationalbibliothek
Die Deutsche Nationalbibliothek verzeichnet diese Publikation in der Deutschen Nationalbibliografie; detaillierte bibliografische Daten sind im Internet abrufbar über http://dnb.d-nb.de abrufbar

Alle Rechte, insbesondere das Recht der Vervielfältigung sowie der Übersetzung, vorbehalten. Kein Teil des Werkes darf in irgendeiner Form (z.B. Fotokopie, Mikrofilm oder andere Verfahren) ohne schriftliche Genehmigung der Autoren reproduziert, unter Verwendung elektronischer Systeme verarbeitet, vervielfältigt oder verbreitet werden. Die Wiedergabe von Gebrauchsnamen, Handelsnamen, Warenbezeichnungen usw. in diesem Werk berechtigt auch ohne besondere Kennzeichnung nicht zu der Annahme, dass solche Namen im Sinne der Warenzeichen- und Markenschutz-Gesetzgebung als frei zu betrachten wären und daher von jedermann benutzt werden dürften.

Wichtiger Hinweis:
Wie jede Wissenschaft ist die Medizin ständigen Entwicklungen unterworfen. Forschung und klinische Erfahrungen erweitern unsere Kenntnisse, insbesondere was Behandlung und medikamentöse Therapie anbelangt. Soweit in diesem Werk eine Dosierung oder Applikation erwähnt wird, darf der Leser darauf vertrauen, dass die Autoren große Sorgfalt darauf verwandt haben, dass diese Angabe dem Wissensstand bei Fertigstellung des Werkes entspricht. Eine Gewähr für Dosierungsanweisungen und Applikationsformen kann jedoch nicht übernommen werden. Jeder Benutzer ist angehalten, durch sorgfältige Prüfung der Beipackzettel der verwendeten Präparate und gegebenenfalls auch nach Konsultation eines Spezialisten festzustellen, ob die dort gegebene Empfehlung von Dosierungen oder die Beachtung von Kontraindikation gegenüber der Angaben in diesem Buch abweicht. Eine solche Prüfung ist besonders wichtig bei selten verwendeten Präparaten, oder solchen, die neu auf den Markt gebracht worden sind. Jede Dosierung oder Applikation erfolgt auf eigene Gefahr des Benutzers. Die Autoren appellieren an jeden Benutzer, ihm etwa auffallende Ungenauigkeiten mitzuteilen. Geschützte Warennamen (Warenzeichen) werden nicht besonders kenntlich gemacht. Aus dem Fehlen eines solchen Hinweises kann also nicht geschlossen werden, dass es sich um einen freien Warennamen handelt.

Sprungelenksverletzungen im Basketball
© 2010 Lukas / Fröhlich / Kapferer
Herstellung und Verlag: Books on Demand GmbH, Norderstedt
ISBN 9-783839-172018

Vorwort

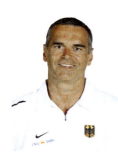

Liebe Leserinnen und Leser,

Sie halten ein Buch in den Händen, das ich als Basketball-Trainer nur sehr empfehlen kann. Es ist von immenser Bedeutung für unsere Sportart, dass das medizinische Personal der Mannschaften gut geschult ist und sowohl bei Prävention als auch bei der Behandlung von Verletzungen auf dem neuesten Stand ist. Für mich als Trainer sind natürlich die präventiven Maßnahmen von ganz entscheidender Wichtigkeit, denn schließlich möchte ich möglichst alle meine Spieler gesund zur Verfügung haben. Das vorliegende Buch beschäftigt sich anschaulich und teilweise auch für mich als medizinischen Laien gut verständlich mit dem für unsere Sportart großen Problem der Sprunggelenksverletzungen. Es ist sinnvoll gegliedert, fasst die komplette Thematik sehr gut zusammen und ist sicher für alle Teamärzte und / oder das physiotherapeutische Personal sehr wertvoll. Die Autoren vom Verein der deutschen Basketballärzte, die ich immer wieder gerne unterstütze, haben gute Arbeit geleistet. Dafür bedanke ich mich und hoffe, dass dieses Buch wertvolle Dienste für unsere schöne Sportart leistet.

In diesem Sinne, herzliche Grüße,

Dirk Bauermann
Bundestrainer der Herren-Basketball-Nationalmannschaft

Inhaltsverzeichnis

Einführung 7
Anatomie des Sprunggelenkes 8
    Knöcherne Anatomie des Sprunggelenkes 8
    Anatomie der Bänder des Sprunggelenkes 10
    Anatomie der Sprunggelenksmuskulatur 12
Verletzungen im Sprunggelenksbereich 15
    Epidemiologie 15
    Bandverletzungen am oberen Sprunggelenk 16
        Unfallmechanismus 16
        Klinik der Aussenbandverletzung 17
        Diagnostik 17
        Therapie 21
        Klinik und Diagnostik der Innenbandverletzung 23
        Therapie der Innenbandverletzung 23
        Syndesmosenverletzung 23
    Bandverletzungen am unteren Sprunggelenk 24
    Sehnenverletzungen 25
        Achillessehnenruptur 25
        Peroneussehnenluxation 26
    Knöcherne Verletzungen 26
        Knöchelbruch (Malleolarfraktur) 26
        Sprung- / Fersenbeinfrakturen 27
        Mittelfussfrakturen 27
        Osteochondrosis dissecans / Flake Fracture 27
Prävention von Sprunggelenksverletzungen 29
    Definition Prävention 29
    Primäre, sekundäre und tertiäre Prävention 29
    Intrinsische und Extrinsische Faktoren 31
        Intrinsische Faktoren 31
        Extrinsische Faktoren 31
Externe Stabilisierungshilfen 32
    Schuhwerk 32
        Anforderungen an Sportschuhe 32

Schuhauswahl 33
Sprunggelenksbandagen 33
Sprunggelenksorthesen 34
Tape / Funktionelle Verbände 35
    Klassischer Tapeverband 35
    Kinesiotape, K-Tape, Medical Taping, etc. 38
Vergleich Orthese – Tape 39
Schutzfunktion der externen Stabilisatoren 39
Sportliche Leistungsfähigkeit mit externer Stabilisation 40
Sensomotorisches Training 42
    Verletzungen und sensomotorisches Training 43
    Trainingsumsetzung Theorie 43
        Allgemeine Richtlinien zur Belastungsdosierung 44
        Methoden 45
        Trainingsprinzipien 45
        Belastungsdosierung 45
Übungsprogramm Sensomotorik-, Propriozeptions-
und Koordinationstraining 48
    Basisstellung: Ein-Bein-Stand 48
    Fussstellungen im Zwei-Bein-Stand 49
    „Standwaage" 50
    Partnerübungen 51
    Balanceübungen mit umgedrehter Turnbank 53
    Partnerübungen 54
    Übungen mit Matten (normale Turnmatte) 55
    Übungen mit dem Wippbrett 56
    Übungen mit dem Airex® Kissen 57
    Übungen mit der Weichbodenmatte 58
Literatur 60
Über die Autoren 64

Einführung

Warum dieses Buch?

Die Aussenbandverletzung am oberen Sprunggelenk wird oft als Bagatellverletzung angesehen. Sie stellt sowohl im Alltag als auch im Sport eine häufige Verletzung dar. Vor allem im Sportbereich wird man mit der Aussenbandverletzung konfrontiert werden, sei es der Athlet selbst oder sein Umfeld wie Trainer, Physiotherapeut oder Arzt. Oftmals klingen die Schmerzen schnell ab und die Verletzung wird seit den neunziger Jahren überwiegend konservativ versorgt, so dass bei der vermeintlichen Bagatellverletzung die entsprechende Therapie und Nachbehandlung zu kurz kommt, häufig verbleiben dann Restbeschwerden. Vor allem im Leistungssport haben die Beschwerden einschneidende Folgen.
Aufgrund der Häufigkeit der Aussenbandverletzung, im Basketballsport ist die Bandverletzung am oberen Sprunggelenk die häufigste Sportverletzung, beschäftigen sich Sportmedizin, Sportwissenschaft und Biomechanik intensiv mit der optimalen Behandlung und der Prävention der Bandverletzung am oberen Sprunggelenk.
Ziel des vorliegenden Buches ist es, sowohl den Sportinteressierten, als auch den im Sport engagierten Betreuern und Athleten selbst einen Überblick über das Thema zu geben, begleitet von praktischen Tipps und Übungen.
Es soll ein aktueller Stand der Diagnostik, Therapie und Prävention von Sprunggelenksverletzungen gegeben werden. Ganz besonders am Herzen liegt uns das Übungsprogramm zur Propriozeptionssteigerung. Wenn es uns gelingt, Stabilisationsübungsprogramme und Präventionsmaßnahmen besser im Sport zu etablieren, wäre ein großer Schritt in Richtung Reduktion von Folgebeschwerden und -verletzungen getan.
Die Idee zu diesem Buch stammt von dem Jahrestreffen der deutschen Basketballärzte im Januar 2008, bei dem Prof. Wilfried Alt, Institut für Sport- und Bewegungswissenschaften Stuttgart, einen Vortrag zum Thema Sprunggelenksverletzungen hielt. In der anschließenden lebhaften Diskussion zeigte sich, dass die Bereiche wie Therapie, Präventionsmöglichkeiten, Folgebeschwerden, Risikosportgruppen und Trainerausbildung vielen Fragen bergen. Mit diesem Buch knüpfen wir insbesondere an einen Vortrag an, den wir für die Trainerausbildung im Deutschen Basketballsport erstellt haben, so dass ein Werk zum Thema Aussenbandverletzung als Überblick und Anregung entstand. Das Ergebnis halten Sie nun in Händen.

Anatomie des Sprunggelenkes

Das Sprunggelenk stellt die Verbindung des Unterschenkels zum Fuss dar. Es wird unterteilt in ein oberes und ein unteres Sprunggelenk.
Betrachtet man die Entwicklungsgeschichte von Hand und Fuss, so fällt auf, dass sich die ursprünglich gleichartig angelegten Organe höchst unterschiedlich differenziert haben. Der Fuss verlor die Greif- Funktion, was durch die Verkümmerung der Zehen zum Ausdruck kommt. Die Stütz-Funktion hingegen wurde verstärkt, was an der mächtigen Ausbildung der Fusswurzelknochen zu sehen ist.
Die Mechanik des oberen Sprunggelenkes, das in anderen Sprachen „Knöchelgelenk" (ankle joint) genannt wird, entspricht nahezu der eines Scharniergelenkes. Jedoch nicht ganz, da die Achse schräg durch die Sprungbeinrolle und Knöchelgabel verläuft. Die Hauptfunktionen des oberen Sprunggelenkes sind die Plantarflexion (Senkung des Fusses) und die Dorsalextension (Anhebung des Fusses). Insgesamt ist ein Bewegungsausmass von 50° Flexion und 30° Extension möglich. Darüber hinaus sind geringe Seitbewegungen (Abduktion und Adduktion) möglich.
Das untere Sprunggelenk ist für die Supination (Auswärtskantung) und Pronation (Einwärtskantung) zuständig. Man spricht hier von einem Zapfengelenk. Der Fuss wird bei der Supination gesenkt und bei der Pronation durch die Anordnung der Bänder angehoben.
Beide Gelenke kombiniert erfüllen annähernd die Funktion eines Kugelgelenkes. Aus dem Zusammenspiel ergibt sich die Möglichkeit, den Fuss kreisen zu lassen, was uns hilft, beim Gehen und Laufen Unebenheiten des Bodens auszugleichen und sicher aufzutreten. Andersherum können wir nur so im Stehen das Gleichgewicht halten, was besonders im Einbeinstand offensichtlich wird.

Knöcherne Anatomie des Sprunggelenkes

Das obere Sprunggelenk stellt die Verbindung des Unterschenkels mit Schien- und Wadenbein (Fibula und Tibia) zum Sprungbein (Talus) dar. Die Gewichtsbelastung liegt hierbei auf dem unteren Schienbeinende, Innen- und Aussenknöchel dienen als Führung. Das Sprungbein ist der untere Gelenkpartner. Schien- und Wadenbein bilden an ihrem unteren Ende gemeinsam die Knöchelgabel. In dieser Gabel wird die Sprungbeinrolle sicher geführt. Die oben angeführten Seitwärts-Bewegungen sind vor allem bei plantarflektiertem Sprunggelenk möglich, da die Sprungbeinrolle im hinteren Teil schmaler wird und daher in diesem Bereich von der Knöchelgabel weniger eng gefasst wird. Dies ist auch die Erklärung für die höhere Verletzungsgefahr in Fuss-Beuge-Stellung.
Das untere Sprunggelenk wird von Sprungbein, Fersenbein und Kahnbein gebildet. An der Unterseite des Sprungbeins befinden sich zwei Gelenkflächen. Die

größere Gelenkfläche liegt dem Fersenbein (Calcaneus) auf. Die etwas kleinere Gelenkfläche ist mit dem Kahnbein (Os naviculare) verbunden. Fersenbein und Kahnbein bilden hierbei eine Mulde, in der das Sprungbein nur eine Bewegungsachse hat. Anatomisch teilt sich das untere Sprunggelenk zwar in zwei Unterabteilungen, funktionell bilden diese jedoch eine Einheit. Die beiden Untergelenke werden zum einen durch Sprungbein und Fersenbein (hinterer Anteil) gebildet, zum anderen durch Sprungbein, Fersenbein und Kahnbein (vorderer Anteil) (Abb. 1).

Das Skelett der Fusswurzel setzt sich aus sieben einzelnen Knochen zusammen, die durch zahlreiche Bänder, Sehnen und Muskeln miteinander verbunden sind:

1. Das Sprungbein (Talus)
2. Das Fersenbein (Calcaneus)
3. Das Kahnbein (Os naviculare)
4. Die drei Keilbeine (os cuneiforme mediale, intermedium, laterale)
5. Das Würfelbein (Os cuboideum)

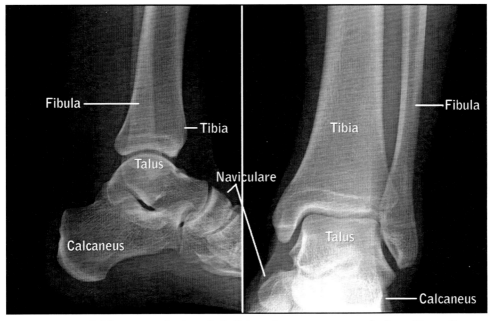

Abb. 1: Röntgenbild Sprunggelenk seitlich (li.) und anterioposterior (re.) zur Darstellung der knöchernen Anteile.

Dem prinzipiellen Organisationsplan des Fusses muss die größte Wichtigkeit beigemessen werden, da nur aus ihm heraus krankhafte und verletzungsbedingte Veränderungen zu verstehen sind.
Die Gabel der Unterschenkelknochen verbindet sich nur mit dem Sprungbein (Talus). Das ist möglich, da die beiden körpernahen (proximalen) Fusswurzelknochen nicht nebeneinander liegen wie im ursprünglichen Zustand (und auch an der Hand), sondern übereinander: Das Sprungbein (Talus) ruht auf seinem ursprünglichen Nachbarn, dem Fersenbein (Calcaneus).

Wir haben also - von hinten betrachtet - zwei Stockwerke von Fusswurzelknochen. Nach dem Fersenbein berührt erst der körperferne (distale) Kopf des ersten Mittelfussknochens wieder den Boden. So kommt innen ein hohes Fussgewölbe zustande, das von dem erhöht gelegenen Sprungbein seinen Ausgang nimmt, während aussen nur ein flacher Gewölbebogen besteht. Neben dem Längs- ist auch ein Quergewölbe ausgebildet.
Verfolgt man die fünf Strahlen des Mittelfusses in die Fusswurzelknochen hinein, gelangt man von den drei inneren Strahlen über die drei Keilbeine und das Kahnbein aufwärts zum Sprungbein. Die beiden äusseren Strahlen lassen sich dagegen über das Würfelbein zum tiefer gelegenen Fersenbein verfolgen.

Anatomie der Bänder des Sprunggelenkes

Die Sprunggelenke erfordern für ihre Funktion, das Körpergewicht beim Gehen auf den Fuss zu übertragen, eine straffe Verbindung und eine hohe Festigkeit, die durch Bänder (Ligamentum = Band) erreicht wird. Sie bestehen aus wenig dehnbarem, zugfestem Bindegewebe und dienen der Stabilisierung von Gelenken. Diese Bänder verbinden Knochen miteinander, lassen aber die Gelenkfunktion zu, indem sie die Beweglichkeit eines Gelenkes auf ein für die Funktion sinnvolles Maß beschränken und so für Stabilität sorgen.
Das Sprunggelenk wird von einer großen Zahl von Bändern stabilisiert. Die beiden Unterschenkelknochen (Schien- und Wadenbein) werden bis fast auf Kniehöhe durch eine sehnige Zwischenknochenmembran (Membrana interossea) verbunden, die sich zwischen den Knochen aufspannt und an der auch Muskeln ihren Ursprung haben. Im Bereich der Knöchelgabel werden beide Knochen zusätzlich durch ein vorderes und ein hinteres Syndesmosenband zusammengehalten. Syndesmosen sind bandhafte Knochenverbindungen durch straffes, sehniges Bindegewebe, die ein kaum bewegliches Gelenk sichern. Durch diese Verbindung wird lediglich ein leichtes Federn der Knochen gegeneinander ermöglicht, wodurch ein gewisser Schutz vor Knochenbrüchen erreicht wird.
Das obere Sprunggelenk wird sowohl innen als auch aussen durch kräftige Seitenbänder gesichert. Die Bandstrukturen an der Innenseite sind wesentlich

kräftiger als an der Aussenseite, da sie das Fusslängsgewölbe mit unterstützen. Deshalb entsteht bei Verletzungen eher ein Innenknöchelbruch als ein Bänderriss. Alle drei Aussenbänder nehmen ihren Ursprung von der Aussenknöchelspitze. Je ein Band zieht nach vorne und hinten zum Sprungbein. Das dritte, mittlere Band zieht abwärts zum Fersenbein. Die Einzelbänder werden dabei nach den durch sie verbundenen Knochen benannt: Ligamentum fibulotalare anterior und posterior, Ligamentum fibulocalcaneare.

Durch diese Anordnung der Bänder ist gewährleistet, dass immer ein Teil beider Seitenbänder bei allen Bewegungen im oberen Sprunggelenk gespannt bleibt, so dass eine sichere Führung zustande kommt.

Einige der Bandzüge überbrücken zudem auch das untere Sprunggelenk indem sie von der Knöchelgabel bis zum Fersenbein oder Kahnbein nach unten hinziehen. Dies ist auf der Aussenseite das Lig. fibulocalcaneare, auf der Innenseite der pars tibiocalcanearis und der pars tibionavicularis des Deltabandes. (Abb. 2)

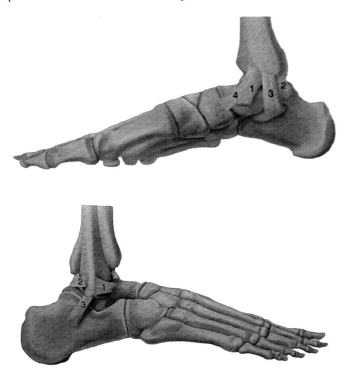

Abb. 2: oben: Innenband (Deltaband) mit 4 Anteilen (pars tibiotalaris anterior 1 + posterior 2, tibiocalcanearis 3, tibionavicularis 4).
unten: 3 Aussenbänder (fibulootalare anterior 1 + posterior 2, fibulocalcaneare 3)

Am unteren Sprunggelenk sind, neben den bereits Angesprochenen, vor allem zwei Bänder hervorzuheben. Zum einen das sehr kräftige Zwischenknochenband (Lig. talocalcaneum interosseum), das sich in der Tiefe zwischen den Knochen befindet und das untere Sprunggelenk in die beiden Teilegelenke mit getrennten Gelenkskapseln teilt. Das zweite wichtige Band ist das Pfannenband (Lig. calcaneonaviculare plantare), das Fersenbein und Kahnbein im Bereich des inneren Fussrandes verbindet. Es vereint die beiden Knochen zu einer Pfanne für den Sprungbeinkopf. Als Teil der Pfanne trägt es sogar einen Überzug aus Gelenkknorpel-Gewebe. Bei einem Plattfuss weist dieses Band eine Schwäche auf. Durch die Zusammenfügung aus zwei Knochen und einem Band wird die Gelenkspfanne etwas nachgiebig, so dass sie kleine Inkongruenzen zwischen Kopf und Pfanne, die bei der Bewegung auftreten, ausgleichen und den festen Schluss im Gelenk gewährleisten kann.

Anatomie der Sprunggelenksmuskulatur

Im Bereich der Sprunggelenke finden sich ausnahmslos Sehnen. Die Muskelbäuche liegen alle am Unterschenkel. Die Strecker des Sprunggelenkes liegen in einer Muskelloge an der Vorderseite des Unterschenkels. Die Beuger besitzen eine oberflächliche und eine tiefe Muskelloge im Bereich der Unterschenkelrückseite. Die Beugemuskulatur ist im Vergleich zu den Streckern wesentlich kräftiger ausgebildet, da sie beim aufrechten Gang gegen das Körpergewicht arbeiten muss.
Muskeln der Unterschenkelrückseite: Hier findet sich der dreiköpfige Wadenmuskel, der sich aus dem M. gastrocnemius du dem M. soleus zusammensetzt. In der tiefen Muskelloge finden sich zudem der M. flexor digitorum longus, der M. tibialis posterior sowie der flexor hallucis longus.
Muskeln der Unterschenkelvordererseite: Hier liegen der M. tibialis anterior, der M. extensor digitorum longus und der M. Extensor hallucis longus.
Seitliche Unterschenkelmuskeln: Hier unterscheidet man den M. peroneus longus und brevis.

Die Funktion der einzelnen Muskeln ist in Tabelle 1 zusammengefasst.

Tabelle 1:
Übersicht der Muskelwirkung auf das obere und untere Sprunggelenk (14, 50, 52, 54)

Muskeln (lat. Bezeichnung)	(deutsche Bezeichnung)	oberes Sprunggelenk	Unteres Sprunggelenk
M. Gastrocnemius	Zwillingswadenmuskel		Supination
		Plantarflexion des Fusses	
M. Soleus	Schollenmuskel	Plantarflexion des Fusses	
M. flexor digitorum longus	Langer Zehenbeuger	Plantarflexion	Supination
M. tibialis posterior	Hinterer Schienbeinmuskel	Plantarflexion	Supination
M. flexor hallucis longus	Langer Großzehenbeuger	Plantarflexion	
M. tibialis anterior	vorderer Schienbeinmuskel	Supination des Fusses	
M. extensor digitorum longus	Langer Zehenstrecker		Pronation
		Dorsalextension des Fusses	
M. extensor hallucis longus	Langer Großzehenstrecker	Dorsalextension des Fusses	
M. peronaeus longus	Langer Wadenbeinmuskel	Plantarflexion	Pronation
M. peronaeus brevis	Kurzer Wadenbeinmuskel	Plantarflexion	Pronation

Die meisten Bewegungen im Sprunggelenk sind kombinierte Bewegungen aus den oberen und dem unteren Sprunggelenk sowie aus der Chopart'schen Gelenklinie, die sich zwischen Fersenbein und Sprungbein auf der einen Seite sowie Kahnbein und Würfelbein auf der anderen Seite erstreckt. Pro- und Supination entstehen in der Praxis sowohl im unteren Sprunggelenk als auch in der Chopart'schen Gelenklinie, so ergibt sich für diese Bewegungen eine kombinierte Gelenksachse (Abb. 3).

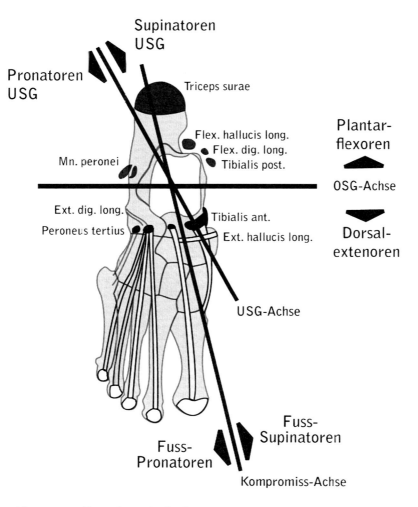

Abb. 3: Darstellung der Gelenkachsen am Sprunggelenk

An keinem Glied des Körpers kann man so deutlich die Abstimmung eines funktionellen Systems von Knochen, Bändern, Muskeln und Sehnen beobachten, wie am Fuss. Jeder Teil trägt und stützt den anderen, jede Störung des Gleichgewichtszustandes, wie z.B. die Lähmung eines Muskels, führt zu Stellungsänderungen und in der Folge zu Verformungen des ganzen Fusses. So kann eine kleine angeborene oder erworbene Verdrehung des Fersenbeines in seiner Längsrichtung zu einem Abrutschen des Sprungbeines führen - das Ergebnis ist der Plattfuss oder Senkfuss, bei dem der Patient mit seiner ganzen Sohle auftritt und das Fussgewölbe mehr oder weniger verschwunden ist.

Verletzungen im Sprunggelenksbereich

Epidemiologie

Verletzungen am Sprunggelenk sind Alltag in jeder Notfallambulanz. Insbesondere Sportler verletzen sich häufig in dieser Region. Laut den Daten einer 25-Jahres-Analyse aus einer Sporttraumatologischen Ambulanz machen Sprunggelenksverletzungen 20% aller Sportverletzungen aus (49).

Bei den auslösenden Sportarten kommt Basketball nach Fussball an zweiter Stelle, insgesamt sind die Ballsportarten für 70% aller Sportverletzungen verantwortlich. 2/3 der Sprunggelenksverletzungen betreffen den Bandapparat (40). Wenn die Bänder verletzt wurden, ist in 33% das vordere fibulotalare Band betroffen, bei 61% kommt es zu einer Kombinationsverletzung von vorderem fibulotalarem und dem fibulocalcanearen Band (6).

Speziell im Basketball stellt die Aussenbandverletzung am oberen Sprunggelenk die häufigste Verletzung dar. Je nach Quelle sind es 32-56% der Verletzungen (21, 44). Eine Ursache hierfür sind die Risiken „in der Zone". Direkt unter dem Korb finden häufig Sprünge und Landungen auf engem Raum mit direktem Gegnerkontakt statt. Hierbei lässt sich eine Landung auf einem fremden Fuss und damit verbundenes Umknicken nie vollständig vermeiden.

Wichtig zu wissen ist, dass eine Verletzung der Bänder am Sprunggelenk kein „Bagatelltrauma" ist. Zwar sind die Sportler meist schnell wieder einsatzfähig, das Risiko von bleibenden Beschwerden ist jedoch nicht zu unterschätzen. In einer Studie von Braun zeigte sich, dass 40% der Patienten circa ein Jahr nach der Verletzung nicht in der Lage waren, eine Meile (=1,6 km) schmerzfrei zu gehen. Sogar 60% beklagten ein leichtes Instabilitätsgefühl bei Belastung (7). Es ist davon auszugehen, dass 20-30% der Bandverletzungen am oberen Sprunggelenk mit funktioneller oder mechanischer Instabilität ausheilen (16).

Präventive Maßnahmen wie Propriozeptionstraining, Tape-Verbände oder Orthesen reduzieren zwar die Verletzungshäufigkeit, können jedoch das Verletzungsrisiko nicht komplett nehmen. Im US-Profibasketball kam es trotz Schutzmaßnahmen wie Tape oder Orthesen bei 13,7% der Verletzten zu lateralen Bandverletzungen (12).

Ein weiterer wichtiger Punkt ist, dass das Sprunggelenk nach einer Verletzung anfälliger für ein erneutes Trauma ist. Smith und Reischl berichteten 1986 über eine Rezidivrate von 80% nach Aussenbandverletzungen im Highschool Basketball (48). Bei Sportlern allgemein wurde über eine Rezidivrate von 73% berichtet (55). Diese Tatsache ist einer der Gründe für dieses Buch. Im zweiten Teil sollen Möglichkeiten aufgezeigt werden, die hohe Anzahl an Rezidiv-Verletzungen zu reduzieren. Im Folgenden sollen jedoch zunächst die Verletzungsmöglichkeiten am Sprunggelenk dargestellt werden. Das Hauptaugenmerk soll hierbei auf den Bandverletzungen des oberen Sprunggelenkes liegen, Sehnenverletzungen und knöcherne Verletzungen werden nur kurz skizziert.

Bandverletzungen am oberen Sprunggelenk

Die Bandverletzungen am oberen Sprunggelenk gehören, wie bereits oben geschrieben, zu den häufigsten Sportverletzungen überhaupt. Die Aussenbänder sind bei weitem häufiger betroffen als der mediale Bandapparat. Durch die natürliche Abrollbewegung des Fusses von der Ferse über den Fussaussenrand zum Vorfussballen, ist naturgemäß das Umknicken über den Fussaussenrand häufiger als über den Fussinnenrand. Je nach Krafteinwirkung kommt es zu einer Dehnung, einem teilweisen oder vollständigen Riss (Ruptur) des Kapsel-Band-Apparats und zu einer Instabilität des oberen Sprunggelenkes. Betroffen ist in erster Linie das vordere fibulotalare Band, oft kombiniert mit einer Verletzung des fibulocalcanearen Bandes.
Bei noch höherer Gewalteinwirkung entstehen durch Scherbewegungen Knorpelverletzungen an den Gelenkoberflächen. Auch Knöchelbrüche oder knöcherne Bandausrisse sind möglich. In seltenen Fällen ist die Syndesmose, die Verbindung zwischen Schien- und Wadenbein, betroffen.
Da der Innenknöchel viel fester mit der Fusswurzel verbunden ist, kommt eine Verletzung des Innenbandes meist in Verbindung mit Knöchelbrüchen vor. Einige Experten sind der Meinung, ein alleiniger Riss des Innenbandes sei nicht möglich. Durch seine anatomische Lage ist das untere Sprunggelenk fest in den Rückfuss eingebettet und besser vor Verletzungen geschützt. Nur bei extremer Gewalteinwirkung kann es zu Kapsel-Band-Verletzungen kommen.

Unfallmechanismus

Meistens entstehen die Bandverletzungen am Sprunggelenk durch Umknicken. Ein Umknicken nach Innen (Pronation) führt hierbei zu Verletzungen am Innenbandapparat, ein Umknicken nach Aussen (Supination) zu Verletzungen am Aussenbandapparat.
Im Alltag erfolgt ein Umknicken auf unebenem Boden, auf Treppenstufen oder an Bordsteinkanten, im Sport durch unkontrollierte Bewegungen oder durch Kontakteinwirkung mit einem Gegner. Oft kommt es auch zu Bandverletzungen, wenn man beim Sport auf einem gegnerischen Fuss landet (Reboundsituation beim Basketball oder Landung nach einem Block beim Volleyball). Da das Sprungbein dorsal etwas schmaler ist, wird das Sprunggelenk bei Plantarflexion instabiler. Die Verletzungsgefahr ist also bei gestrecktem Fuss größer. Da genau diese Fussstellung meistens während der Sprungphase eingenommen wird, erklärt dies zusätzlich die dabei erhöhte Verletzungsgefahr.

Klinik der Aussenbandverletzung

Fast alle Verletzten klagen über Schmerzen im Sprunggelenk bei Belastung. Oft können sie nicht mehr auftreten. Um die Spitze des Aussenknöchels bzw. über den Aussenbändern besteht meist eine Schwellung, die sich blutergussbedingt auch bläulich verfärben und bisweilen hühnereigroße Ausmaße annehmen kann (Abb. 4).
Manche Verletzte berichten, sie hätten ein Nachgeben im Sprunggelenk verspürt, als sei „etwas gerissen", andere berichten über ein „Knacken" und befürchten das Vorliegen eines Knochenbruchs.

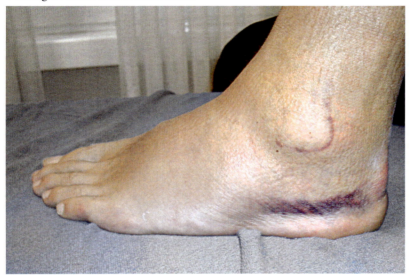

Abb. 4: Einen Tag alte Verletzung der Aussenbänder mit deutlicher Schwellung und Hämatom.

Diagnostik

Zunächst sollte die Unfall-Anamnese erhoben werden. Neben dem genauen Verletzungsmechanismus ist auch die Situation, in der die Verletzung auftrat interessant (Wettkampf oder Training, welche Aktion, Gegnerkontakt, Orthesen getragen? ...). Des Weiteren sollten die durchgeführten Sofortmaßnahmen erfragt werden. Wurde z.B. der Fuss sofort gekühlt, wird die Schwellung weniger dramatisch ausfallen und es kann somit eine leichtere Verletzung vorgetäuscht werden. Interessant ist auch, ob die sportliche Betätigung sofort beendet werden musste, oder ob zunächst noch weitergespielt werden konnte.
Zwingend notwendig ist auch die Frage nach früheren Verletzungen des Sprunggelenkes.
Im nächsten Schritt erfolgt dann die klinische Untersuchung.

Inspektorisch werden zunächst die Schwellung, die Hämatombildung oder sichtbare Fehlstellungen (Knochenbruch?) beurteilt. Anschließend werden der Mittelfuss, Aussen- und Innenknöchel, die Syndesmose, die Achillessehne und das Wadenbeinköpfchen bezüglich eines vorhandenen Druckschmerzes beurteilt. Selbstverständlich müssen auch Durchblutung, Motorik und Sensibilität überprüft werden.

Bei Verdacht auf eine Bandverletzung erfolgt dann die Überprüfung der Stabilität. Zur Beurteilung des vorderen fibulotalaren Bandes wird die vordere Schublade untersucht. Hierzu wird mit der einen Hand der distale Unterschenkel von ventral her fixiert, die andere Hand umgreift das Fersenbein und übt einen Druck nach ventral aus. Der Fuss wird hierbei in 10° Plantarflexion gehalten. Ein verlängerter Weg gilt als Anzeichen für eine Ruptur des Bandes.

Die Stabilität des fibulocalcanearen Bandes wird über die laterale Aufklappbarkeit getestet. Auch hier fixiert die erste Hand den distalen Unterschenkel, während die zweite Hand den Rückfuss umfasst und den möglichen Supinationswinkel testet (Abb. 5).

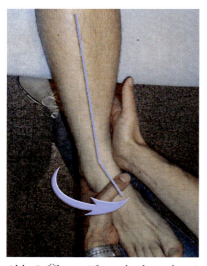
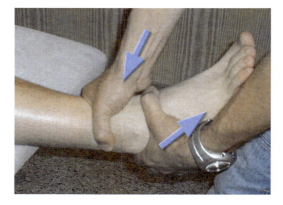

Abb. 5: Überprüfung der lateralen Aufklappbarkeit (links) und des Talusvorschubes (rechts).

Im Vergleich zur Gegenseite kann die gefundene Instabilität in drei Schweregrade eingeteilt werden:
- Grad 1: seitengleich, keine Instabilität
- Grad 2: vermehrte Instabilität, vermehrter Talusvorschub, vermehrte lat. Aufklappbarkeit
- Grad 3: deutlich instabil (36)

Wenn der verletzte Sportler kein hinkfreies Gangbild aufweist, sollte anschließend eine Röntgenaufnahme des Sprunggelenkes in zwei Ebenen erfolgen. Bei den Aufnahmen ist auf Frakturen sowie auf knorpelig-knöcherne Absprengungen zu achten. Insbesondere bei Verletzten im Wachstumsalter ist auf knöcherne Bandausrisse (Abb. 6) und Verletzungen im Bereich der Wachstumsfugen zu achten.

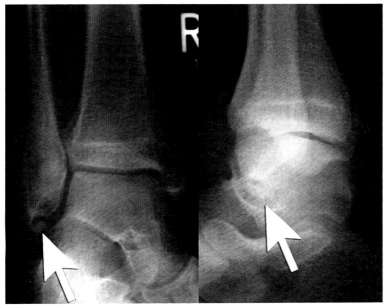

Abb. 6 Knöcherner Ausriss des Bandapparates am Aussenknöchel (Pfeil).

Gehaltene Aufnahmen im Scheuba-Gerät (Abb. 7) sind bei frischen Verletzungen nicht indiziert. Zum einen haben die Aufnahmen keine Auswirkung auf die Therapie, da frische Verletzungen stets konservativ behandelt werden sollten. Zum anderen sind die gemessenen Ergebnisse nicht sicher verwertbar, da die Patienten aus Schmerz häufig muskulär gegenspannen, und so die gemessenen Winkel zu klein werden.

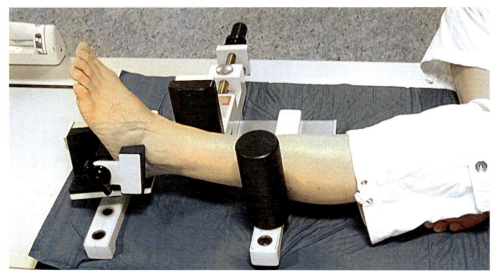
Abb. 7: Gehaltene Aufnahmen des oberen Sprunggelenkes im Scheuba-Gerät.

Die klinische Untersuchung kann zusätzlich mit einer Sonographie bestätigt werden. Neben einer Überprüfung der Bänder kann hier auch ein intraartikulärer Erguss als Hinweis auf eine zusätzliche Gelenk Verletzung erkannt werden.

Die Kernspintomographie sollte speziellen Fragestellungen vorbehalten bleiben, zum Beispiel der Frage nach einer Syndesmosenverletzung. Gleiches gilt für die CT-Untersuchung, die lediglich bei unklaren knöchernen Verhältnissen, trotz Röntgen, durchgeführt werden sollte.

Therapie

Die Erstversorgung durch den Laien sollte sich am so genannten **PECH**-Schema orientieren.

P ause — die sportliche Betätigung ist bis zur endgültigen Diagnostik zu beenden.
E is — das verletzte Sprunggelenk sollte zügig gekühlt werden, um die Schwellung so gering wie möglich zu halten.
C ompression — ein Druckverband reduziert ebenfalls das Ausmaß der Schwellung.
H ochlagern — verhindert ebenfalls das Anschwellen.

Anschließend sollte, wenn kein hinkfreies Gangbild möglich ist, die ärztliche Vorstellung erfolgen. Wenn der oben angeführte Untersuchungs-Algorithmus „nur" eine Bänderdehnung ergibt (Grad 1 Verletzung) kann mit einem Salbenverband und schmerzadaptierter Schonung behandelt werden.

Bei Bänderrissen (Grad II-III) wurde früher operativ behandelt. 1985 wurden 13.554 Patienten mit Aussenbandverletzung am oberen Sprunggelenk operativ behandelt und verblieben durchschnittlich 12,2 Tage stationär (56). In den neunziger Jahren zeigte sich jedoch die frühfunktionelle konservative Therapie als medizinisch (und ökonomisch) effektiv und gilt bis heute als Therapie der Wahl (13, 22, 32, 33). allerdings wird bei einer Verletzung aller drei Aussenbänder heute bereits mancherorts wieder die operative Stabilisierung empfohlen.

Die Vielzahl der beschriebenen OP-Methoden, den Aussenbandapparat zu rekonstruieren, ist ein Anhalt dafür, dass keine der Methoden restlos überzeugt hat. Meist wird heute eine Perioslappenplastik nach Kuner oder die Plantarissehnenplastik nach Hintermann durchgeführt. Sinnvoll ist eine begleitende Gelenkspiegelung, um Knorpel und den oft sekundär mitverletzten Innenbandapparat mitbeurteilen zu können.

Eine Indikation zur Operation ist heutzutage bei chronischen Instabilitäten oder bei knöchernen Bandausrissen gegeben. Begleitverletzungen, wie zum Beispiel ein Riss der Syndesmose oder eine knöcherne Verletzung, können selbstverständlich auch eine Operation erforderlich machen. Bei chronischen Verletzungen sollte zwischen mechanischer und funktioneller Instabilität unterschieden werden. Nur bei ersterer ist die OP erfolgsversprechend. Funktionelle Instabilitäten liegen häufig bei Patienten vor, deren objektive klinische und apparative Untersuchung ein stabiles Gelenk zeigt, die aber über eine subjektive Instabilität bei Belastung berichten. Hier ist konservative Behandlung mit Stabilisationstraining indiziert. Begleitverletzungen, wie zum Beispiel ein Riss der Syndesmose oder eine knöcherne Verletzung, können selbstverständlich auch eine Operation erforderlich machen.

Bei einem Bänderriss sollte nach erfolgter Diagnostik die frühfunktionelle Therapie eingeleitet werden. Die abschwellenden Maßnahmen (Stichwort PECH) sollten fortgeführt werden. Je nach Ausmaß des Schmerzes sollte auch an Unterarmgehstützen entlastet werden. Zur Schmerzreduktion und Hemmung der Entzündungsreaktionen sollte für einige Tage ein nichtsteroidales Antiphlogistikum (Ibuprofen, Diclofenac o.ä.) eingenommen werden. Bei extrem starker Schwellung kann das Sprunggelenk auch für wenige Tage in einer Gipsschale ruhig gestellt werden, um das Abschwellen zu beschleunigen und die Schmerzen zu reduzieren. Für insgesamt sechs Wochen ab dem Verletzungszeitpunkt sollte das Sprunggelenk in einer Orthese ruhig gestellt werden. Hierzu sind unzählige Produkte auf dem Markt erhältlich (s. auch Abb. 16, S. 43).

Wenn keine adäquate Belastung des Sprunggelenkes möglich ist, muss auf eine ausreichende Thrombose-Prophylaxe geachtet werden.

Von pysiotherapeutischer Seite aus sollte zunächst (in den ersten zwei Wochen) auf schmerzreduzierende und abschwellende Maßnahmen zurückgegriffen werden, wie zum Beispiel Lymphdrainage und Elektrotherapie (Diadynamik). Zur Unterstützung der konservativen Therapie, sowohl beim partiellen als auch beim vollständigen Bänderriss, kann die Abschwellung durch Enzympräparate beschleunigt werden. Enzyme sind Eiweißmoleküle, die an allen biochemischen Prozessen im Körper beteiligt sind. Sie übernehmen dabei verschiedene Aufgaben. Unter anderem sind sie am Abwehrsystem des Körpers beteiligt. Sie verbessern die Blutfließeigenschaften und sorgen für den raschen Abtransport von abgestorbenem Zellmaterial. Außerdem wird der Entzündungsvorgang, der in der Regel durch eine Verletzung hervorgerufen wird, durch Enzyme reguliert. Als Folge geht die Schwellung zurück, das Verletzungsgebiet wird wieder besser durchblutet, die Heilung kann schneller einsetzen. Im akuten Verletzungsfall ist es günstig, schnell hochdosiert Enzyme in Tablettenform zuzuführen (35, 45). Wenn die erste Verletzungsphase überwunden ist, sollte mehr und mehr aktiv beübt werden. Neben der Gangschulung ist hier vor allem auf das Stabilisationstraining Wert zu legen.

Um Rezidiv-Verletzungen möglichst zu vermeiden, sollte beim Sport für ein Jahr nach dem Trauma ein äusserer Schutz (Orthese oder Tape) getragen werden.

Klinik und Diagnostik der Innenbandverletzung

Analog zur Aussenbandverletzung finden sich Druckschmerz und Schwellung/Hämatom über der Innenknöchelregion. Die Prüfung der Sprunggelenkskippung nach aussen zeigt eine Instabilität. Können bei der Röntgendiagnostik knöcherne Verletzungen ausgeschlossen werden, so findet sich als Hinweis auf einen Innenbandriss eine Verbreiterung des Gelenkspaltes zwischen Innenknöchel und Sprungbein. Gehaltene Aufnahmen sind auch bei frischen Innenknöchelverletzungen nicht indiziert. Falls klinische Untersuchung, Röntgen und Ultraschall keine sichere Diagnose ergeben, sollte eine Kernspintomographie erfolgen.

Wie oben bereits erwähnt, sind die Bandstrukturen am oberen Sprunggelenk medialseitig wesentlich kräftiger ausgebildet. Dies ist der Grund, warum isolierte Verletzungen der Innenbänder relativ selten sind. Sie gehen meist mit weiteren knöchernen Verletzungen am Sprunggelenk einher.

Therapie der Innenbandverletzung

Wird die seltene Diagnose der Innenbandruptur gestellt, sollte zunächst eine Gipsruhigstellung in korrekter Position für 2-3 Wochen erfolgen. Die richtige Stellung im Gips muss radiologisch überprüft werden. Anschließend erfolgt für weitere 3-4 Wochen eine funktionelle Behandlung mit Sprunggelenksschiene. Innenbandzerrungen werden analog wie Aussenbandzerrungen behandelt.

Syndesmosenverletzung

Durch Aussendrehung und Abspreizung im Sprunggelenk werden die bandartigen Verbindungen zwischen Schien- und Wadenbein angespannt. Bei ausgedehnten Biegungskräften tritt meist eine Wadenbeinbruch auf, der häufig am oberen Ende der Membran in Höhe des Wadenbeinköpfchens auftritt. Isolierte Zerreißungen der Syndesmose, d. h. Zerreißungen ohne gleichzeitige Knochenbrüche, sind eher selten und werden häufig nicht erkannt.

Wenn der Patient nach einem Unfall druckschmerzhafte Schwellungen oberhalb des Sprunggelenksspaltes bemerkt, so kann es sich um eine Syndesmosenruptur handeln.

Oft ist der so genannte Frick-Test positiv, das heisst die passive Dorsalextension bzw. Aussenrotation im Sprunggelenk ist schmerzhaft. Ein weiteres klinisches Zeichen ist der Squeeze-Test. Dieser ist positiv, wenn eine seitliche Kompression am proximalen Unterschenkel zu Schmerzen im Bereich der vorderen Syndesmose führt.

Im Röntgenbild sind Bandverletzungen nicht zu erkennen. Der Abstand zwischen Schien- und Wadenbein ist aber vergrößert (>5mm). Herrscht Unsicherheit, kann die gesunde Gegenseite als Vergleich mitgeröntgt werden.

Eine sehr gute diagnostische Option stellt in der Hand des Geübten auch die Sonographie dar.
Die Therapie erfolgt in diesem Verletzungsfall operativ. Die Stabilität der Knöchelgabel wird durch Bandnaht und Einbringen einer so genannten Stellschraube gesichert (Abb. 8).

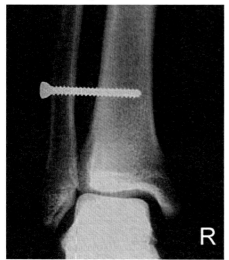

Alternativ hat sich in letzter Zeit auch die Versorgung mit einem so genannten „ThightRope®", eine Art Anker mit stabilem Faden, etabliert. Beide Implantate sorgen dafür, dass der richtige Abstand zwischen Schien- und Wadenbein erhalten bleibt. Nachteil der Schraube: Sie wird nach 6 Wochen entfernt, es ist also eine zweite Operation notwendig. Solange ist eine Gipsruhigstellung und Entlastung erforderlich. Nachteil des „ThightRope®": Hohe Implantatkosten von aktuell circa 250 €.

Abb. 8: Röntgenkontrolle einer Syndesmosenverletzung nach Versorgung mit einer Stellschraube.

Bandverletzungen am unteren Sprunggelenk

Bandverletzungen am unteren Sprunggelenk sind wie bereits erwähnt wesentlich seltener als Verletzungen am oberen Sprunggelenk. Dies ist dadurch zu erklären, dass das obere Sprunggelenk insgesamt sehr beweglich ist und so das untere Sprunggelenk vor Verletzungen schützt. Schädigungen im unteren Sprunggelenk entstehen, wenn das obere Sprunggelenk zur Fusssohle hin gebeugt ist und dabei nach innen gedreht wird. Ein weiterer häufiger Entstehungsmechanismus für eine Bandverletzung im unteren Sprunggelenk ist die direkte Quetschverletzung mit Abscherung z.B. bei Motorrad- und Autounfällen.
Es finden sich Schmerzen und Schwellungen in den genannten Bereichen des Sprunggelenkes. Zu beachten ist allerdings, dass ein Absacken von Blutergüssen aus dem Bereich des oberen Sprunggelenkes eine Verletzung im unteren Sprunggelenk vortäuschen kann. Durch Röntgenuntersuchungen werden wieder Knochenbrüche und knöcherne Bandausrisse ausgeschlossen.

Die meisten Bandverletzungen im unteren Sprunggelenk können konservativ frühfunktionell, also mit Bandagen und Salbenverbänden gemäß der PECH-Regel (s.o.) behandelt werden. Bei massiver Schwellung kann eine Ruhigstellung im Gipsverband für einige Tage angezeigt sein. Äusserst selten kann es auch zu einer Verrenkung zwischen Sprung- und Fersenbein kommen. In diesem Fall muss die Fehlstellung beseitigt und durch einen Spickdraht stabilisiert werden. Die zerrissenen Bandstrukturen vernarben hierbei.

Sehnenverletzungen
Achillessehnenruptur

Die Achillessehne ist die kräftigste Sehne des menschlichen Körpers. Ein Riss der Achillessehne tritt meist nur bei Vorschädigung durch Über- oder Fehlbelastungen auf. Meistens ereignet sich die Verletzung beim Sport, am häufigsten bei einem Antritt oder beim Abbremsen, normalerweise ohne Fremdeinwirkung. Klassischerweise sind die Patienten zwischen 35 und 55 Jahren alt.

Bei der Untersuchung ertastet man eine Lücke im Sehnenverlauf, meistens 2 bis 6 cm oberhalb des knöchernen Ansatzes am Fersenbein. Bei starker Hämatom-Bildung kann die Sehnenunterbrechung eventuell nicht zu tasten sein. Immer vorhanden ist jedoch die Unfähigkeit aus eigener Kraft auf die Zehenspitzen zu stehen. Die endgültige Diagnose wird mittels Ultraschall, seltener auch mit einem MRT (Abb. 9) gestellt.

Grundsätzlich kann die Behandlung operativ oder konservativ erfolgen. Die konservative Behandlung im Gips oder Spezialschuh ist jedoch nur möglich, wenn die Sehnenenden aneinander liegen. Sie wird eher bei erhöhtem Operationsrisiko angewandt.

Die Operation kann offen oder minimal invasiv erfolgen, bei beiden Methoden werden die Sehnenenden durch Nähte wieder miteinander verbunden. Auch nach einer operativen Behandlung ist eine Ruhigstellung, zunächst in Spitzfussstellung über mehrere Wochen hinweg notwendig.

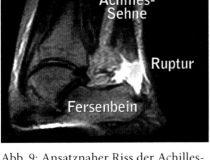

Abb. 9: Ansatznaher Riss der Achillessehne im Kernspintomogramm

Peroneussehnenluxation

Die Peronealsehnen verlaufen vom proximalen Unterschenkel dorsal um den Aussenknöchel herum in Richtung Mittelfuss.

Bei einer Kontraktion der Peronealmuskulatur bei Dorsalflexion, Abduktion und Eversion des Fusses, z.B. bei einem Sturz nach vorne (Skifahren, Fussball, Laufen, Tanzen) kann es zu einem Luxieren (ausrenken) der Sehnen vor den Knöchel kommen.

Klinisch finden sich eine Druckschmerzhaftigkeit der hinteren Kante und der Aussenfläche des Aussenknöchels und eine Schwellung hinter dem Aussenknöchel.

Das Röntgen zeigt eventuell einen knöchernen Retinakulumausriss in der Tangentialaufnahme. Das Retinakulum ist eine kleine Bandstruktur, die die Sehne hinter dem Knöchel fixiert.

Die Sehne selbst kann im Ultraschall gut dargestellt werden, gegebenenfalls kann auch eine Kernspintomographie durchgeführt werden.

Die Behandlung erfolgt operativ mit anschließender Ruhigstellung.

Knöcherne Verletzungen

Knöchelbruch (Malleolarfraktur)

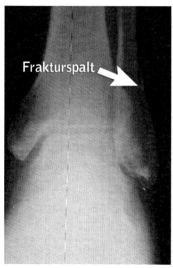

Abb. 10: Weber C Fraktur am Aussenknöchel

Die Frakturen des Aussenknöchels werden nach Danis & Weber eingeteilt:

- Weber A: Bruchlinie unterhalb der Syndesmose, diese bleibt intakt. Knöcherne Bandausrisse fallen in diese Kategorie.

- Weber B: Bruchlinie auf Höhe der Syndesmose, diese kann, muss aber nicht mit verletzt sein.

- In Weber C: Bruchlinie oberhalb der Syndesmose, diese ist obligat mit verletzt, daraus resultiert eine Instabilität der Sprunggelenksgabel. (Abb. 10)

Wenn mehr als der Aussenknöchel von der Fraktur betroffen ist, unterscheidet man zwischen:

- Bimalleolarfraktur: Innen- und Aussenknöchel sind gebrochen
- Trimalleolarfraktur: Innen- und Aussenknöchel, sowie die Schienbeinhinterkante (Volkmanndreieck) sind gebrochen
- Trümmerfraktur: Zusätzlich sind weitere Fragmente der Schienbeingelenkfläche gebrochen.

Klinisch findet man die klassischen Zeichen eines Knochenbruchs: Schwellung, Bluterguss, Schmerzen, Fehlstellung, eingeschränkte Funktion. Die Diagnose wird durch ein Röntgenbild gesichert, gegebenenfalls ist auch eine CT Untersuchung notwendig.
Die nicht dislozierte Weber A Fraktur kann konservativ im Gips versorgt werden, die anderen beschriebenen Varianten benötigen normalerweise eine operative Versorgung mit Osteosynthese (Platte, Schrauben, Zuggurtung o.ä.)

Sprung- / Fersenbeinfrakturen

Talusfrakturen erfordern eine erhebliche Krafteinwirkung, z.B. durch einen Sturz aus der Höhe oder bei Verkehrsunfällen durch das Bremspedal.
Ähnliches gilt für die Calcaneusfrakturen. Geringere Krafteinwirkungen können zu Abscherverletzungen der Knochenfortsätze führen, klassisches Beispiel ist die Snowboarder´s fracture mit Abriss des Processus lateralis Tali.
Bei nicht dislozierten Sprung- oder Fersenbeinfrakturen ohne Gelenksbeteiligung kann die Therapie konservativ erfolgen, ansonsten ist die Operation indiziert.

Mittelfussfrakturen

Je nach Lokalisation und Grad der Fehlstellung erfolgt die Therapie konservativ oder operativ.
Einen Spezialfall stellt die Abrissfraktur der Basis des fünften Mittelfussknochens dar, die infolge des Zuges der Peroneus brevis Sehne zur Dislokation neigt. Diese Frakturart sollte operativ mittels Zuggurtung versorgt werden.
Konservativ versorgte Mittelfussfrakturen müssen anatomisch korrekt ausbehandelt werden, da ansonsten nicht unerhebliche, chronische Schmerzen im Mittelfussbereich resultieren können.

Osteochondrosis dissecans / Flake Fracture

Meist treten diese Verletzungen im Bereich des Sprunggelenkes am Talus auf, hier meist an der medialen oder lateralen Talusschulter. Durch die Kompression beziehungsweise durch Scherkräfte bei einem Supinationstrauma, kann entweder die knöcherne Durchblutung unter dem Knorpel gestört werden (Osteochondrosis dissecans) oder ein Stück Knorpel mit oder ohne anhängendes Knochenfragment abgesprengt werden. Beide Verletzungen bergen die Gefahr eines freien Gelenkkörpers. Sofern die Verletzung nicht im initialen Röntgenbild erkennbar ist, sollte spätestens bei anhaltenden Beschwerden im Sprunggelenk eine Woche nach Verletzung eine Kernspintomographie erfolgen.
Häufig, bei freiem Gelenkkörper immer, ist eine operative Therapie notwendig. Ziel ist, den Schaden des Gelenkknorpels und damit das Arthroserisiko langfristig möglichst gering zu halten.
Neben der akut traumatischen Entstehung tritt das Krankheitsbild häufig auch durch wiederholte Mikrotraumata oder idiopathisch auf.

Prävention von Sprunggelenksverletzungen

Definition Prävention

Als Prävention bezeichnet man vorbeugende Maßnahmen, um ein unerwünschtes Ereignis oder eine unerwünschte Entwicklung zu verhindern. Das Wort Prävention kommt vom lateinischen praevenire und heisst wörtlich übersetzt „zuvorkommen, verhüten".
Zeitgemäße Prävention sollte einem ganzheitlichen Ansatz folgen, der sicherheitstechnische und arbeitsmedizinische Maßnahmen genauso einschließt wie den Gesundheitsschutz.
Unterschieden wird im medizinischen Bereich zwischen primärer, sekundärer und tertiärer Prävention.

Primäre, sekundäre und tertiäre Prävention

Bei der primären Prävention sollen Schädigungen und Krankheiten verhindert werden, bevor sie eintreten. Ursachen und Risikofaktoren werden analysiert und ausgeschaltet. Entsprechendes Training wird durchgeführt.
Bei der sekundären Prävention werden Beeinträchtigungen, Schädigungen und Krankheiten frühzeitig durch entsprechende Untersuchungen und Diagnostik erfasst, Therapien und Trainingsmaßnahmen werden eingeleitet, sodass sich der Verlauf nicht verschlimmert oder chronifiziert (Abb. 12).
Die tertiäre Prävention behandelt und / oder vermindert Folgebeschwerden und negative Begleiterscheinungen.

Bei Sportverletzungen, hier insbesondere OSG-Verletzungen kommen alle drei Arten der Prävention zum Tragen. Im Training soll primäre Prävention betrieben werden, z.B. sensomotorisches Training auf unebenem Untergrund (siehe Teil 3), um Verletzungen wie Supinationstraumata zu vermeiden. Sekundäre Prävention wird bei bestehenden Beschwerden eingesetzt, beispielsweise bei Instabilität des OSG soll entsprechend trainiert und stabilisiert werden (sprunggelenksumgreifende Muskulatur kräftigen, Koordinationsschulung, Sensomotorisches Training, Beeinflussung der intrinsischen und extrinsischen Faktoren). Die tertiäre Prävention kommt z.B. nach Verletzungen (Aussenbandruptur am OSG) zum Einsatz, wenn Folgebeschwerden abgewendet werden sollen (entsprechende Pause, um beispielsweise Knorpelschäden zu vermeiden).

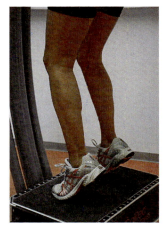
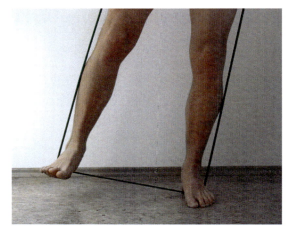

Abb. 11: Primäre Prävention von Sprunggelenksverletzungen durch beispielsweise sensomotorische Übungen (a: auf Therapiekreisel, b: mit Tube)

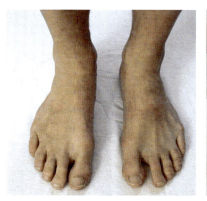
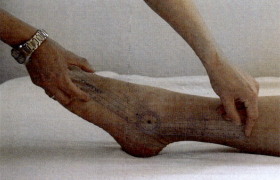

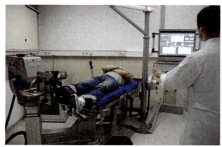

Abb. 12: Sekundäre Prävention von Sprunggelenksverletzungen durch entsprechende Diagnostik (a: Fussanalyse, b: Beweglicheitsmessung, c: Kräftemessung am Isokineten)

Intrinsische und Extrinsische Faktoren

Bei jeder Verletzung spielen sowohl intrinsische (körperbezogene) als auch extrinsische (ausserhalb des Körpers gelegene) Faktoren eine Rolle. Zur Vermeidung von OSG Verletzungen soll eine Optimierung der intrinsischen und der extrinsischen Faktoren angestrebt werden.

Um optimale Präventionsarbeit zu leisten und OSG Verletzungen im Sport zu verhindern, müssen die jeweiligen intrinsischen und extrinsischen Faktoren der betreffenden Sportart und des Sportlers analysiert werden, um dann mögliche Verletzungsursachen zu reduzieren bzw. auszuschalten. Optimales Training sollte anhand dieser Analyse ausgerichtet und durch individuelle Trainings-steuerung auf den Sportler abgestimmt werden. Regeneration soll der Belastung, der Sportart, der Verletzung und/oder dem Sportler angepasst werden. Eine optimale physische und psychische Ausbildung des Athleten steht neben den äusseren Bedingungen im Vordergrund des Trainings (47).

Intrinsische Faktoren

Zum Beispiel: Alter, Geschlecht, Anthropometrie, anatomische Gegebenheiten, Fehlstellungen, vorausgegangene Verletzungen, konditionelle und koordinative Fähigkeiten, Funktionsdefizite, sportartspezifische Technik, psychologische Faktoren, Einstellung, Selbsteinschätzung, intrinsische Motivation (auch Primärmotivation genannt, z.B. Grundbedürfnisse wie Hunger)

Extrinsische Faktoren

Zum Beispiel: Sportart, Risikoprofil, Körperkontakt, Mannschaftssport, Individualsport, Regelwerk, Ausrüstung, Schuhwerk, Tape, Orthesen, Untergrund, Bodenbeschaffenheit und Bodenbeläge, Wetterbedingungen, Hallensport, Trainingssteuerung, extrinsische Motivation (auch Sekundärmotivation genannt, z.B. Anerkennung, Verdienst, Erfolg)

Externe Stabilisierungshilfen

Schuhwerk

Schuhwerk gehört zu den extrinsischen Faktoren, die eine Leistung im Sport mit bedingen (Abb. 13).

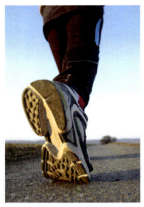

Abb. 13: Laufschuh

Anforderungen an Sportschuhe
Das Schuhwerk für sportliche Betätigung sollte verschiedenen Anforderungen gerecht werden. Zunächst sollen Schuhe den Fuss vor Verletzungen schützen. Der Schuh muss einen sicheren Halt geben, das Gelenk stützen und ein Umknicken des Fusses verhindern – sozusagen ideale „Arbeitsbedingungen" für den Fuss (vgl. Kapitel Anatomie) schaffen.
Überlastungsschäden sollen reduziert, zu frühe Ermüdung der Strukturen vorgebeugt werden.
Aufprall- und Abrollverhalten muss dem Fuss und der Sportart gerecht werden. Deshalb empfiehlt es sich, das Schuhwerk je nach auszuübender sportlicher Betätigung auszuwählen. Mitberücksichtigt werden muss z.B. auch der Bodenbelag, frühere Verletzungen, Sportart und anatomische Beschaffenheit des Fusses (intrinsische und extrinsische Faktoren, vgl. Kapitel Prävention). In einer Studie wurde gezeigt, dass gewichtsadaptiertes Schuhwerk die Verletzungsrate reduziert, entsprechend dem Gewicht benötigt der Schuh eine verschiedene Festigkeit (23).
Ein guter Sportschuh ermöglicht korrekte Bewegungen. Der Sportler darf sich in der Bewegungsfreiheit nicht eingeschränkt fühlen. Weiterhin ist ein gutes Fussklima im Schuh Voraussetzung für gute Leistung (Belüftung des Fusses, luftdurchlässige Textilien).
Daher, und aufgrund der unterschiedlichen Anforderungen an Schnelligkeit, Beweglichkeit und Stabilität, gibt es im Basketball Unterschiede was das optimale Schuhwerk für die unterschiedlichen Positionen (Guard – Flügel – Center) betrifft.
Im Basketballsport bestehen ebenfalls besondere Anforderungen an den Sportschuh. Aufgrund der schnellen Richtungswechsel, Drehbewegungen sowie Sprüngen, wirken besonders hohe Kräfte auf die aktiven und passiven Strukturen des Bewegungsapparates.
Deshalb reichen Basketballschuhe über die Knöchel, haben eine lange Zunge, eine rutschfeste Sohle und eine gedämpfte Ferse. Von einem Luftpolster im Schuhabsatz wird abgeraten. Einer australischen Studie zufolge erhöht sich das

Verletzungsrisiko im Basketballsport um das 4fache. Die Luft im Fersenbereich setzt die Stabilität des Sportschuhs herunter. Im Basketballsport wird beispielsweise jedem Spieler empfohlen, bei mehr als 30 Spielen und 3x wöchentlichem Training, nach ca. drei Monaten die Schuhe zu wechseln

Natürlich kann man auch in normalen Schuhen Spazieren gehen oder joggen. Wer sich allerdings ernsthaft mit dem Gedanken trägt, regelmäßig Sport zu treiben oder gar Leitungssport auszuüben, der sollte Zeit, Geduld und nicht zuletzt finanzielle Mittel investieren, um geeignetes Schuhwerk zu finden. Denn gerade das Schuhwerk ist mitunter entscheidend, wenn es darum geht, Sportverletzungen zu vermeiden.

Schuhauswahl

Der Markt bietet inzwischen ein breit gefächertes Schuhangebot (Abb. 14). Inzwischen gibt es Schuhe ein und derselben Marke in den unterschiedlichsten Ausführungen: So zum Beispiel für breite Füsse und schmale Füsse, für Langstreckenläufer und Kurzstreckenläufer, für Walker und Jogger, für Asphalt- und Waldläufer, für Männer und Frauen, für Supinierer und Pronierer, für leichte, normal- und schwergewichtige Sportler. Um für sich und die gewünschte Sportart den richtigen Schuh herauszufinden, ist es empfehlenswert eine Gang- und Laufanalyse durchführen zu lassen. Auf jeden Fall sollte der Sportler vor einem Schuhkauf seine Füsse vermessen lassen, um so die richtige Größe herauszufinden. Zu einer Ganganalyse wird geraten, um das Abrollverhalten und die Fussstatik beurteilen zu können. In einem Fachgeschäft oder bei Sportmedizinern kann man sich ausführlich beraten lassen. Es empfiehlt sich Schuhe ausgiebig zu testen, auszuprobieren und mehrere geeignete Schuhe Probezutragen, ev. auch auf einem Laufband.

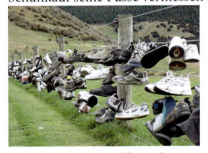

Abb. 14: Schuhauswahl – nicht immer einfach.

Sprunggelenksbandagen

Sprunggelenksbandagen bestehen aus flexiblem, elastischem Material und umgreifen das Gelenk zirkulär (Abb. 15). Der wesentliche Effekt liegt in der komprimierenden Wirkung auf das Gelenk, was zur Abschwellung führt. Um diese Wirkung zu verstärken sind meist zusätzlich Pelotten aus Schaumstoff oder Silikon eingearbeitet, die punktuell den Druck erhöhen, z.B. um die Knöchel herum. Mechanisch tragen die Bandagen kaum zur Stabilisierung bei, jedoch wird

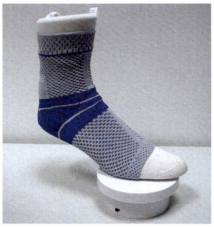

eine Aktivierung der Propriozeption vermutet.

Zur Reduktion der Schwellneigung nach frischer Verletzung sind die Bandagen geeignet, als prophylaktischer Schutz vor erneuter Verletzung eher nicht.

Abb. 15: Beispiel einer Sprunggelenksbandage

Sprunggelenksorthesen

Die Orthesen lassen sich prinzipiell in Schnürbandagen, halbfeste Funktionssicherungsorthesen und feste Stabilisierungsorthesen einteilen (Abb. 16.).

Entscheidende Kriterien einer guten Orthese sind:

- ausreichende Stabilität (für LFTA und LFC) und Reduktion des maximalen Umknickwinkels
- Verlangsamung der Umknickbewegung, um somit der muskulären Gegenreaktion ausreichend Zeit zu gewähren
- Ansprechen des propriozeptiven Systems als aktiver Verletzungsschutz
- subjektives Stabilitätsgefühl, Gefühl der Sicherheit
- guter Tragekomfort, Passform, Fixierung
- möglichst geringe Beeinträchtigung der sportlichen Leistungsfähigkeit (Bewegungsausmaß, Schnelligkeit, Kraft, Reaktion)
- geringes Gewicht und Ausmaß (Tragbarkeit im Schuh)
- Haltbarkeit des Materials, lange Lebensdauer
- aus hygienischen Gründen: Waschbarkeit

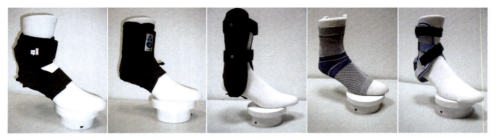

Abb. 16: Beispiele für verschiedene Sprunggelenksorthesen zur Behandlung von Bandrupturen.

Tape / Funktionelle Verbände

Neben den Sprunggelenksorthesen sind funktionelle Verbände, neudeutsch auch Tapes, eine weitere Möglichkeit einer externen Präventionsmaßnahme zum Schutz vor Sprunggelenksverletzungen.

Klassischer Tapeverband

Ziel des klassischen Tapeverbandes ist durch teilweise Ruhigstellung eines Gelenkes gewünschte Funktionen zu erhalten und gleichzeitig andere (schmerzhafte oder unphysiologische) zu verhindern. Zusätzlich zur passiven Stabilisierung durch das Material selbst schützt der Tapeverband auch aktiv, indem durch Stimulation von Hautrezeptoren die Propriozeption erhöht wird und der Muskeltonus gesteigert wird.

Der Tapeverband kann sowohl in der Prävention als auch zur funktionell konservativen Behandlung einer Sprunggelenksverletzung eingesetzt werden. Bei frischen Verletzungen und drohender Schwellung ist Vorsicht geboten, da das Tapematerial nicht elastisch ist, und somit bei Anschwellen des Gelenkes keine Dehnung möglich ist.

Ein gut angelegter Tapeverband kann mehrere Tage belassen werden. Wird er länger als eine Sporteinheit (mehrere Stunden) getragen, ist ein Undertape zum Schutz vor Hautläsionen unabdingbar.

In der folgenden Bilderreihe (Abb. 17) soll ein Beispiel für das klassische Sprunggelenkstape gegeben werden. Variationen sind selbstverständlich immer möglich. Zudem erhebt die folgende Anleitung nicht den Anspruch, einen Tape-Kurs oder ein entsprechendes Lehrbuch ersetzen zu können.

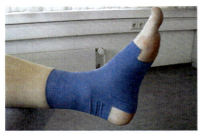
Bild 1:
Anlage des Undertape als Hautschutz

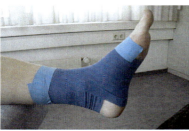
Bild 2:
Anlage der Anker

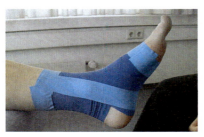
Bild 3:
Erster Zügel zum Schutz des LFC

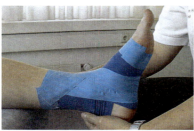
Bild 4:
Weiterer Zügel zum Schutz des LFC und zusätzlich ventraler Stabilisierung

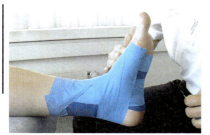
Bild 5:
Nach Anlage von 2 Zügeln zum Schutz des LFTA

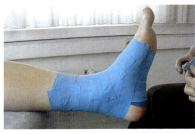

Bild 6:
Verschalung

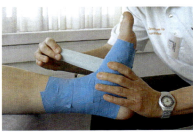

Bild 7:
Abschließender Achterzügel

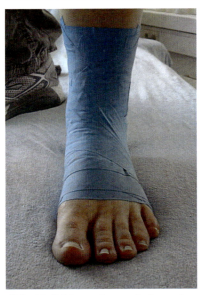

Bild 8:
Fertiger Tapeverband

Abb. 17: Bilderserie zur Anlage eines Standard-Tapeverbandes am oberen Sprunggelenk.

Der Nachteil des Tapeverbandes besteht darin, dass es sich um Einmalmaterial handelt, er kann nicht wieder verwendet werden. Auf längere Sicht hin, z.B. als Präventions-Maßnahme, übersteigen die Kosten des Tapes die einer Orthese. Zudem ist die Qualität des Tapeverbandes stark vom Können des Anlegenden abhängig. Bei Pflasterallergien scheidet Tape oft als Option aus. Der Vorteil liegt in der individuellen Anpassung der Steifigkeit und somit der Schutzfunktion und

Beweglichkeitseinschränkung.

Garrick und Requa untersuchten 2 Jahre lang Basketballspieler mit hohen und niedrigen Sportschuhen sowie mit und ohne Tape auf Sprunggelenksverletzungen. Im niedrigen Schuh ohne Tape kam es zu 33,4 Verletzungen auf 1000 Einsätze, im hohen Schuh ohne Tape zu 30,4, im niedrigen Schuh mit Tape zu 17,4 und im hohen Schuh mit Tape zu lediglich 6,5 Verletzungen auf 1000 Einsätze (18).

Im Laufe der Belastung nimmt die Stabilität des Tapeverbandes ab (2, 9). Die Abnahme ist deutlich vom verwendeten Material abhängig (1).

Kinesiotape, K-Tape, Medical Taping, etc.

Neben dem unelastischen, "klassischen" Tape, setzt sich im Sport mehr und mehr auch die Behandlung mit elastischen Tapeverbänden durch. Entwickelt wurde die Methode vom japanischen Chiropraktiker und Kinesiologen Kenzo Kase zu Beginn der 70er Jahre. Bei den Olympischen Spielen in Peking 2008 konnte man die farbenfrohen Verbände dann bei vielen Sportlern der unterschiedlichsten Sportarten bewundern. Unterschiedliche Firmen und Schulen lehren die Methode auf ähnliche Art und Weise unter den verschiedensten Bezeichnungen. Die in der Überschrift angeführten Namen haben somit keinerlei Anspruch auf Vollständigkeit.

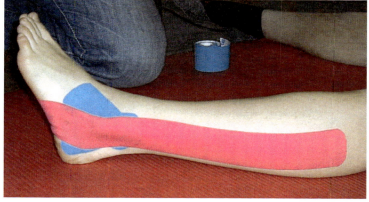

Abb. 18 zeigt die Versorgung einer Sprunggelenksverletzung mit einem Medical Tape.

Die elastischen Tapes wirken auf unterschiedlichen Ebenen:

- Hautrezeptoren werden aktiviert
- die Muskulatur wird unterstützt
- der Lymphabfluss wird gefördert.

Prinzipiell wird aktiviert, nicht fixiert. Gelenk- und Muskelfunktion bleiben uneingeschränkt erhalten.

Vergleich Orthese – Tape

Vergleicht man die Ergebnisse von Tapeverbänden und Orthesen, zeigt sich, dass die Stabilität der Tapes zwar zu Beginn der sportlichen Aktivität sehr gut ist, im Verlauf jedoch deutlich nachlässt. Nach einer intensiven Trainingseinheit ist nur noch ein geringer Effekt nachzuweisen (17, 31).
Dies ist ein deutlicher Nachteil, da ein Großteil der Verletzungen, aufgrund der zunehmenden Ermüdung und des Konzentrationsverlustes, erst nach fortgeschrittener Trainingszeit auftritt.
Nachteilig ist dann weiterhin, dass der Sportler sich in einem falschen Gefühl der Sicherheit wiegt, da die Schutzfunktion des Tapes bereits deutlich nachgelassen hat.
Orthesen hingegen haben den Vorteil meistens durch Schnürung oder Klettverschluss nachjustiert werden zu können.
Im Gegensatz zum Tape sind Hautreizungen beim Tragen einer Orthese kein Thema.
Ein weiterer Nachteil der Tapeverbände ist die Notwendigkeit einer weiteren Person, die das Tape fachgerecht anlegt.
Nicht zu vernachlässigen sind auch die Materialkosten für das Tape im Lauf einer Saison (bis zu 50.000 US$ für ein Football-Team (5). Die Kosteneffektivität, aufgrund der reduzierten Verletzungshäufigkeit bei Orthesenversorgung (29), auch im Vergleich zu Tape (42), wurde nachgewiesen.

Neurophysiologische Wirkweise der externen Stabilisatoren

Es wird vermutet, dass das Tragen einer Sprunggelenksorthese zusätzliche Hautrezeptoren stimuliert, und dass dadurch mehr Informationen über die Bewegung des Sprunggelenkes und über die Stellung im Raum weitergegeben werden. Somit würde ein mögliches propriozeptives Defizit ausgeglichen werden (34). Jerosch et al. zeigten mit diversen funktionellen Tests, dass die propriozeptiven Defizite bei funktionell instabilen Sprunggelenken durch Knöchel-Orthesen signifikant verbessert werden können (28).

Schutzfunktion der externen Stabilisatoren

Ein Cochrane Review verschiedener Studien hat ergeben, dass Orthesen die Häufigkeit von Sprunggelenksverletzungen um bis zu 47% reduzieren können (26).
Hoffmann zeigte mittels Röntgenuntersuchungen an Leichenpräparaten eine

Reduktion des Talusvorschubs und der Taluskippung durch Sprunggelenksorthesen (27).
Die Einschränkung der passiven Eversions-/ Inversionsbewegung konnte Alves für vier verschiedene Braces nachweisen (3).
Um der realen Sportsituation möglichst nahe zu kommen wurden auch dynamische Messungen durchgeführt. Hierzu wurden z.B. Messungen auf Kipp-Plattformen durchgeführt, um mit Hilfe eines Falltür-Mechanismus ein Umknick-Ereignis zu simulieren.
Anderson et al. konnten eine Verringerung der Inversionsbewegung des Rückfusses von 27° auf 18° und eine signifikante Verlangsamung dieser Bewegung beim Tragen einer Orthese nachweisen (4).

Sportliche Leistungsfähigkeit mit externer Stabilisation

Da vor allem von den Sportlern stets eine verminderte Leistungsfähigkeit durch das Tragen der Orthesen befürchtet wurde, sind auch zu dieser Frage einige Studien durchgeführt worden. Pienkowski fand keinen nachweisbaren Einfluss auf die Leistungen in Basketball spezifischen Fertigkeiten wie Springen und Laufen mit Richtungswechsel (43).
Ähnlich positive Ergebnisse erzielten auch andere Autoren (24, 30, 53).
Jerosch et al zeigten 1997, dass das Tragen einer Orthese bzw. Tape bei funktionell instabilen Sprunggelenken die Stabilisierungszeit bei Sprungtests verkürzt, bei gesunden Sportlern wurde kein Nachteil in Bezug auf die Leistungsfähigkeit gefunden. Bei bestimmten Tests (Japan Test) wurde sogar eine Leistungsverbesserung mit Stabilisierungshilfe beobachtet (30).
Nicht verschweigen sollte man, dass es auch Studien gibt, die von einer generellen Beeinträchtigung der sportlichen Leistung durch Orthesen berichten. Dies zeigte McKean bei Basketballspielerinnen die Leistungseinbußen in Lauf- und Sprungtests aufweisen (38).
Burks testete den Einfluss von Tape, Swede-o-Brace und Kallassy Brace. Die Kallassy schnitt hierbei am besten ab (8). Cottman und Mize fanden signifikant schlechtere Sprintleistungen mit angelegtem Tape oder Aircast-Schiene. Beim Sprung Test zeigte nur das Tape einen signifikant schlechteren Wert (11).
Zusammenfassend zeigt sich, dass es durch das Tragen einer externen Stabilisation zu einer geringen Reduktion der maximalen Sprintfähigkeit und Sprunghöhe kommen kann. Der Leistungsverlust mit Tapeverband ist tendenziell etwas größer als der mit Orthese. Diese Einschränkung ist jedoch unserer Erfahrung nach so gering, dass sie keinesfalls gegen das prophylaktische Tragen einer Orthese oder eines Tapes spricht.
Bei funktionell instabilen Sprunggelenken scheint es aufgrund der besseren Stabilität und Propriozeption sogar zu einer Leistungsverbesserung zu kommen.

Teilweise wurde dieser Effekt auch bei gesunden Sportlern beobachtet.

Wir empfehlen daher, vor allem im Profi-Basketball das Tragen einer externen Stabilisierung, um potentiellen Ausfallzeiten und langfristigen Folgeschäden entgegenwirken zu können.

Sensomotorisches Training

Sensomotorisches Training ist eine Zusammensetzung aus motorischer Aktivität und Propriozeption.
Motorische Aktivitäten sind Reflexe / reflektorische Aktivitäten (Rückenmark, Hirnstamm), rhythmische und zyklische Bewegungsmuster (z.B. Gehen) und willkürliche Bewegungen (zielgerichtet, Endhirn).
Propriozeption ist die Tiefensensibilität = Innere Wahrnehmung (Stellungssinn = Winkelstellung der Gelenke, Bewegungssinn = Richtung und Geschwindigkeit, Kraftsinn = Ausmaß an Muskelkraft, die notwendig ist, um Bewegungen durchzuführen).
In den Gelenken, Sehnen, Bänder und Muskeln befinden sich Rezeptoren (Propriozeptoren - so genannte Messfühler), die dem Gehirn Meldung über Stellung der Gelenke, Stellung des Körpers im Raum, Stellung einzelner Körperabschnitte zueinander, Spannung des Muskels sowie Schmerzreize geben. Die Propriozeptoren bilden die Grundlage der sensomotorischen Kontrolle, hauptsächlich der unteren Extremität. Jede motorische Aktion ist von Sinnesreizen und deren Meldung abhängig, diese Meldungen müssen auf verschiedenen Ebenen verarbeitet werden, damit adäquate Bewegung erst entstehen kann (Abb19). Als weiterführende Literatur sei hier das Buch von Froböse I, Nellessen G, Wilke C: Training in der Therapie aus dem Urban&Fischer Verlag empfohlen.
Durch sensomotorisches Training soll die Wahrnehmung und die Verarbeitungsgeschwindigkeit von ankommenden und abgehenden Reizen verbessert werden (neuromuskuläre Aktivierung). Ziel des sensomotorischen Trainings ist also eine verbesserte Informationsaufnahme und –verarbeitung sowie die Umsetzung in eine zielgerichtete Bewegung, die eine optimale Bewegungsausführung ermöglicht. Das sensomotorische Training gehört zu den beeinflussbaren intrinsischen Faktoren.

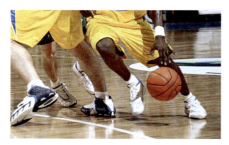

Abb.19: Sportartbeispiel: sensomotorische Kontrolle im Basketballsport

Verletzungen und sensomotorisches Training

Durch das sensomotorische Training konnte eine verbesserte motorische Ansteuerung, eine Verbesserung der Schnellkraft / Explosivkraft sowie eine Verbesserung der funktionellen Reflexantwort nach z.B. Stolpern nachgewiesen werden. Dadurch wurden die Verletzungshäufigkeit und das Ausmaß der Verletzung reduziert. Bezüglich des Sprunggelenkes gab es signifikante Reduktionen der Verletzungsrate um die Hälfte (20, 41 51).

Wenn Strukturen verletzt sind kommt es zu Defiziten bzw. Änderungen in der Propriozeption (innere Wahrnehmung), dadurch tritt eine verminderte neuromuskuläre Kontrolle auf, die wiederum zu Gelenkinstabilität und somit auch zu Rezidivverletzungen führt. Nach der Rezidivverletzung beginnt der Kreislauf von vorne mit veränderter Propriozeption usw. Deshalb stellt ein propriozeptives Training vor allem in der Rekonvaleszenz von Sprunggelenksverletzungen eine etablierte Methode zur Behandlung dar. Eine signifikante Reduktion des Rezidivrisikos konnte nachgewiesen werden (19, 37, 56).

Am Beispiel der Aussenbandverletzung des OSG nach Supinationstrauma ist ein Defizit der Propriozeptoren der Kapsel, Sehnen und Muskeln am oberen Sprunggelenk vorhanden und dadurch eine verminderte neuromuskuläre Kontrolle. Lohrer et al konnten in ihrer Studie ebenfalls ein Verlust der neuromuskulären Kontrolle feststellen, einhergehend mit einer funktionellen Instabilität des oberen Sprunggelenkes. Dies wiederum bedingt eine erhöhte Gefahr der Rezidivverletzungen durch geänderte Bewegungsmuster (37, 46). Dieser Kreislauf kann in der Sportpraxis häufig beobachtet werden. Durch zu kurze Regenerationszeiten nach Verletzung und fehlendem Trainingsaufbau mit Wiederherstellung der Propriozeption, und damit der vollen Gelenkstabilität, kommt es häufig zu erneuten Supinationstraumata (39, 48). Spätfolgen können chronische Instabilität des Sprunggelenkes, Knorpelschaden, Arthrose u.a. sein.

Trainingsumsetzung Theorie

Ziel des sensomotorischen Trainings ist eine Verbesserung der Informationsaufnahme, –verarbeitung und deren Umsetzung in zielgerichtete Bewegungshandlungen, um den Athleten letztendlich eine optimale Bewegungsausführung (agieren/reagieren) mit verbessertem Bewegungsgefühl zu ermöglichen. Durch die höhere Bewegungsqualität wird ein geringerer Kraftverlust erreicht. Weiterhin kann durch sensomotorisches Training eine Reduktion der Verletzungshäufigkeit und –heftigkeit erreicht werden (vgl. Kap. 6.1).

Allgemeine Richtlinien zur Belastungsdosierung

- Qualität der Bewegungsausführung, Qualität vor Quantität (Konzentration auf Bewegungsausführung, Pause vor Ermüdung)

- Korrekte Ausrichtung der Körperteile, Stellung im Raum, bewusste Ausführung der Übungen

- Bewusster Einsatz der Muskulatur: Sportler anleiten, auf welche Muskulatur oder Bewegung seine Konzentration gerichtet sein soll

- Kontrolle von Bewegungskopplung, -geschwindigkeit und -rhythmus

- Wahrnehmungsschulung (Übungen in verschiedenen Positionen ausführen, z.B. liegen, sitzen, stehen, in der Bewegung)

- Rückmeldung über die Übungsausführung durch den Trainingspartner oder den Trainer, um falsche oder schlecht ausgeführte Bewegungen umgehend zu korrigieren

- Bei akuten Verletzungen ist Vorsicht geboten: bei Ausweichbewegungen wird ein falsches Bewegungsmuster erlernt

- Ungeübte nur kurz belasten wegen neuronaler Ermüdung, auf ausreichende Pausen und Erholung achten

- Wichtig: Abbruch der Übung bei Schmerz, Muskelzittern, unsauberer oder unkonzentrierter Bewegung

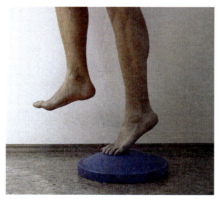 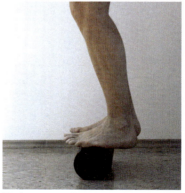

Abb. 20: Sensomotorisches Training auf unterschiedlicher Unterlage:
Links monopedales Üben auf Balance-Pad, rechts bipedales Üben auf Rolle

Methoden

- Statische Balance: bipedales Üben (beidbeinig) (Abb. 20)
- Dynamische Balance: monopedales Üben (einbeinig)
- Immer beide Seiten gleich trainieren
- Schwächere Seite zuerst trainieren
- Gleichgewichtskontrolle: Stabiler Untergrund
- Autostabilisation: Instabiler Untergrund, Fortbewegung, Externe Störfaktoren
- Verbesserung der Bewegungskontrolle: Präzision, Zeitdruck, mehrgelenkige Bewegungen

Trainingsprinzipien

- Vom Leichten zum Schweren
- Vom Einfachen zum Komplexen
- Vom Bekannten zum Unbekannten

Belastungsdosierung

- Aufwärmen ca. 10 min.
- Trainingsdauer: 15-45 min.
- Übungsfrequenz: 20-40 Wdh. pro Übung/TE, Übungsphase <45-60s
- Statische Übungen: 10 – max. 15s Dauer
- Pause: lohnend, mind. 60s
- Regeneration: 48-72 Std.
- Ungeübte nur kurz belasten wegen neuronaler Ermüdung
- Abbruch der Übung bei Schmerz, Muskelzittern oder unsauberer / unkonzentrierter Bewegungsausführung!

Veränderungen der Schwierigkeitsstufe können beispielsweise durchgeführt werden, indem

- eine gehaltene Bewegung dynamisch ausgeführt wird
- anstatt auf dem ganzen Fuss stehend nur noch auf den Zehenspitzen gestanden wird

- anstatt einer langsamen Bewegung eine schnelle durchgeführt wird
- von einer stabilen auf eine instabile Unterlage gewechselt wird
- die Augen geschlossen werden und dann die Übung ausgeführt wird
- eine Zusatzaufgabe/Zusatzbewegung aufgetragen wird
- ein Partner zusätzlich Reize gibt, indem er das Gleichgewicht stört
- Zusatzmaterialien hinzukommen, z.B. mit Ball prellen (10, 15, 25)

Als Trainingsgeräte können beispielsweise genutzt werden (Abb. 21):
- Step
- Wackelbrett, Balance-Pad, Therapiekreisel
- Matten, Weichbodenmatten
- Instabiler Untergrund (z.B. Weitsprungsandgrube), Minitrampolin
- Schwebebalken, Bank (auch umgedreht)
- Bälle jeglicher Art
- Kleingeräte, Geräteparcours
- Seile, Tubes, Bänder
- Wasser, Aquatherapie uvm.

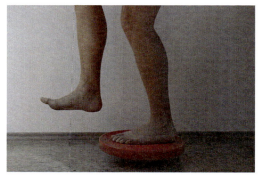
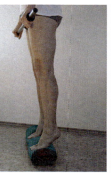
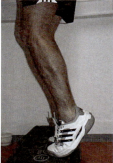

Abb. 21: Verschiedene Trainingsgeräte für sensomotorische Übungen

Übungsprogramm Sensomotorik-, Propriozeptions- und Koordinationstraining

Basisstellung: Ein-Bein-Stand

- der ganze Fuss soll gleichmäßig belastet werden (Ferse, Großzehenballen und Kleinzehenballen)
- das Knie des Standbeines sollte nicht durchgedrückt, sondern in leichter Beugestellung gehalten werden
- das Knie des Standbeines steht direkt über dem Fuss, wobei der Knöchel und das Knie eine Linie bilden

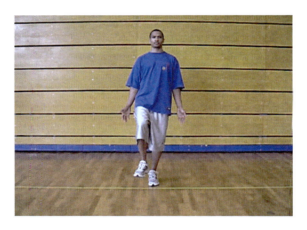

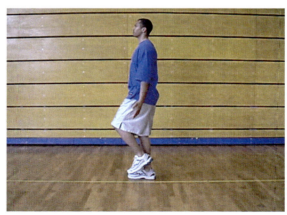

Fussstellungen im Zwei-Bein-Stand

- Der Zwei-Bein-Stand sollte etwa schulterbreit sein.

- Die Standfläche wird durch das Stehen auf Zehenspitzen oder Stehen auf einer umgedrehten Turnbank reduziert.

- Zusatzaufgaben wie Fangen und Werfen, Prellen oder Kräftigungsübungen, usw. können zusätzlich zur Steigerung des Schwierigkeitsgrades erfolgen.

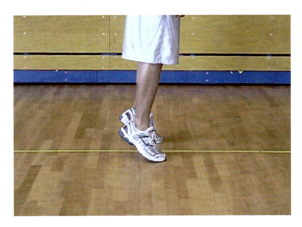

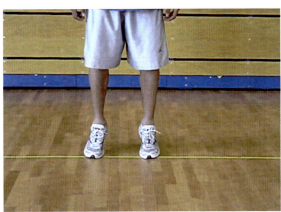

„Standwaage"

- Es sollte in gerader Haltung auf einem Bein gestanden und die Arme dabei seitwärts gestreckt werden. Die Daumen sollen nach oben zeigen.
- Nun sollte versucht werden, von Kopf bis Fuss gestreckt zu bleiben, aus der Taille vorzubeugen und gleichzeitig ein Bein gerade nach hinten bis zur waagerechten Stellung zu strecken.
- Der Rücken sollte gerade und die Hüften parallel zum Boden gehalten werden. Der Körper bildet nun vom Kopf über die Hüften bis zum Fussgelenk eine gerade Linie.

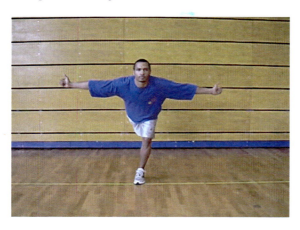

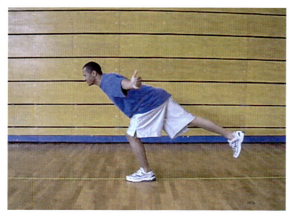

Partnerübungen

- Ein Übungsteilnehmer steht auf einem Bein (zuerst einmal auf einer festen Unterlage, später ist die Übung auch auf einer instabilen Unterlage möglich).
- Um das Standbein wird auf Kniehöhe ein Seil oder Thera-Band® gelegt. An diesem zieht (kein ruckartiges Ziehen mit dem Seil) der andere Übungspartner, um den anderen aus dem Gleichgewicht zu bringen. Der Zug kann auch plötzlich nachgelassen werden, um das Gleichgewicht zu stören.
- Es können entweder nur ein oder beide Partner gleichzeitig trainieren.
- Ein Partner zieht, schiebt, lässt plötzlich los oder schubst, und versucht den anderen aus dem Gleichgewicht zu bringen.
- Die Partner geben sich gegenseitig leichte Schubser, die ausbalanciert werden müssen, wobei die Füsse am Platz stehen bleiben sollen. Zur Steigerung des Schwierigkeitsgrades der Übung können die Augen dabei geschlossen werden.

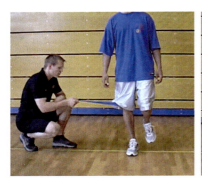
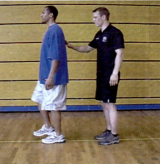
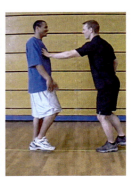

Partnerübungen

- Der Absprung kann mit einem oder zwei Beinen erfolgen. Beim Landen mit einem Bein (egal welches) kann man auf stabilem oder instabilem Untergrund (Vorsicht: die Unterlage gegen Verrutschen sichern!) aufkommen.

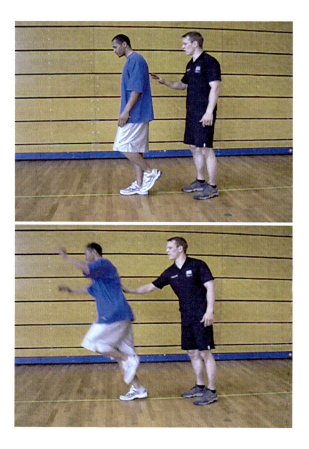

Balanceübungen mit umgedrehter Turnbank

- Das Balancieren kann vorwärts, rückwärts oder seitlich durchgeführt werden.
- Dabei kann der Ball zusätzlich auf den Boden geprellt werden.
- Zur Steigerung des Schwierigkeitsgrades können alle Aufgaben mit geschlossenen Augen erfolgen.

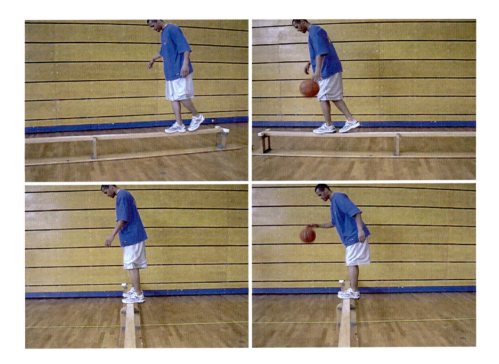

Partnerübungen

- Den Ball wirft und fängt man, um den Partner aus dem Gleichgewicht zu bringen.
- Beide Partner stehen auf der gleichen Bank, auf einem oder beiden Beinen.
- Beide Partner stehen sich auf zwei umgedrehten Bänken (Abstand etwa 5 Meter) gegenüber und stehen nur auf den Fussballen.

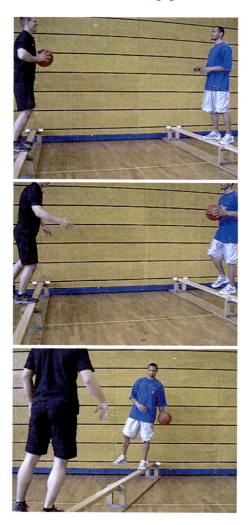

Übungen mit Matten (normale Turnmatte)

- Zuerst balanciert man im Ein-Bein-Stand auf dem Mattenrand. Dabei wird nur die Hälfte vom Fuss auf der Matte aufgesetzt.
- Zur Steigerung des Schweregrades wird auf dem Mattenrand vorwärts oder rückwärts gelaufen. Dabei wird nur die Hälfte vom Fuss auf der Matte aufgesetzt.

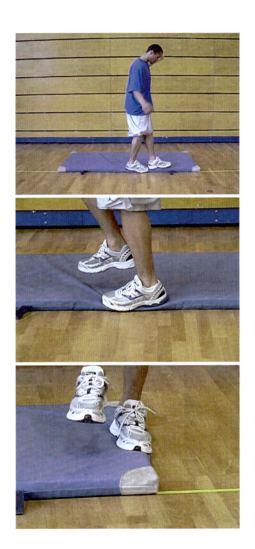

Übungen mit dem Wippbrett

Die Übungen sollten mit ansteigendem Schwierigkeitsgrad durchgeführt werden:
- Zuerst sollte man auf dem Wippbrett stehen und das Gewicht ausbalancieren.
- Dabei können die Hände und das andere Bein am Körper fixiert werden.
- Es kann dabei der Kopf zur Seite, nach vorne und hinten bewegt werden.
- Die Augen werden nun geschlossen.

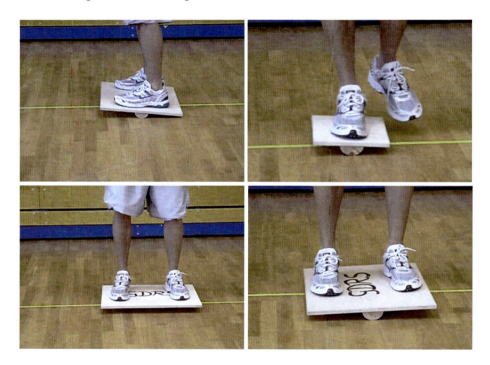

Übungen mit dem Airex® Kissen

Mit ansteigendem Schwierigkeitsgrad:

- Die Standfläche auf dem Kissen kann man durch das Stehen auf Zehenspitzen reduzieren.
- Zusatzaufgaben wie Fangen und Werfen oder Prellen können durchgeführt werden.
- Mit dem „freien" Bein können Zahlen, Namen usw. in die Luft geschrieben werden.
- Zusätzliches Hüpfen (Absprung mit einem oder zwei Beinen) und Landen auf einem Bein (Vorsicht: die Unterlage gegen Verrutschen sichern!) erschwert die Übung

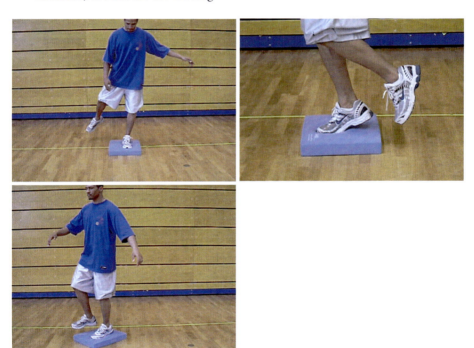

Übungen mit der Weichbodenmatte

Springen und Hüpfen

- Hüpfen (Absprung mit einem oder zwei Beinen) und Landen auf einem Bein (Vorsicht: die Unterlage gegen Verrutschen sichern!)

  Steigern der Schwierigkeitsstufe:

- Höher oder/und in die Weite springen
- Springen nach vorne, zur Seite, diagonal oder rückwärts in Kombination mit einer Drehung
- Springen mit einem Impuls / Schubser / Zurückhalten vom Partner
- Springen und Ball fangen
- Beim Springen den Ball in der Hand am Körper halten (keine Ausbalanciermöglichkeiten mit den Armen)
- Mit Anlauf hoch auf die Weichbodenmatte einspringen und stehen
- Gleiche Übung wie zuvor nur mit Partnerkontakt (beim Absprung den Partner schubsen)
- Mehrere Sprünge mit Beinwechsel / auf einem Bein nacheinander ausführen ohne Pause und den letzten Sprung sauber stehen
- Schattenhüpfen mit dem Partner: einer hüpft etwas vor, der andere versucht es gleichzeitig nachzumachen

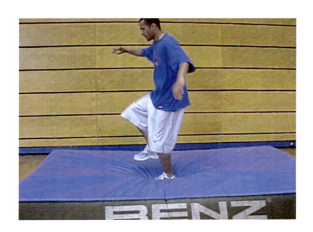

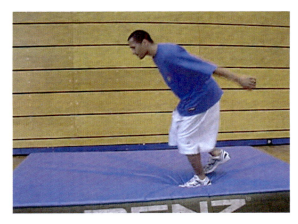

Literatur

1. **Alt W, Lohrer H, Gollhofer A:** Tape wirkt doch...!? Propriozeptive und mechanische Untersuchungen zur Wirksamkeit stabilisierender Tapeverbände am Sprunggelenk. Sportorthop und Sporttraumat 14(2) (1998): 75-85
2. **Alt W, Lohrer H, Gollhofer A:** Functional properties of adhesive ankle taping: Neuromuscular and mechanical effects before and after exercise. Foot Ankle Int 20 (4) (1999); 238-245
3. **Alves JW et al.:** A comparison of the passive support provided by various ankle braces. J Orthop Sports Phys Ther 15 (1992); 10-18
4. **Anderson DL et al.:** The role of external non-rigid ankle bracing in limiting ankle inversion. Clin J Sports Med 5 (1995); 18-24
5. **Beynnon BD, Renstrom PA:** The effect of bracing and taping in sports. Ann Chir Gynaecol 80 (1991); 230-238
6. **Bozic R, Weiser J:** Epidemiologische Daten zur Aussenbandruptur des oberen Sprunggelenkes. Aktuel Traumatol 21 (1991): 118-120
7. **Braun BL:** Effects of ankle sprain in a general population 6 to 18 months after medical evaluation. Arch Fam Med 1999, 8: 537-550
8. **Burks RT:** Bean BG, Marcus R, Barker HB: Analysis of athletic performance with prophylactic ankle devices. Am J Sports Med 19 (1991); 104-106
9. **Callaghan M:** Role of ankle taping and bracing in the athlete. Br J Sports Med 31 (1997); 102-108
10. **Chwilkowski, Christian:** Medizinisches Koordinationstraining, Verbesserung der Haltungs- und Bewegungskoordination durch Propriozeption. Deutscher Trainerverlag, ISBN: 3937167056
11. **Cottman JL, Mize NL:** a comparison of ankle taping and the Aircast Sport Stirrup on athletic performance. Athletic Training 24 (1989); 123
12. **Deitch JR, Starkey C, Walters SL, Moseley JB:** Injury risk in professional basketball players: a comparison of Women's National Basketball Association and National Basketball Association athletes. The American journal of sports medicine, Vol. 34 (7), p: 1077-83, 2006
13. **Eiff MP, Smith AT, Smith GE:** Early mobilisation versus immobilisation in the treatment of lateral ankle sprains. Am J Sports Med 22 (1994); 83-88
14. **Felder H.:** Isokinetik in Sport und Therapie, Richard Pflaum Verlag GmbH und Co. KG, München, Bad Kissingen, Berlin, Düsseldorf, Heidelberg, 1999
15. **Froböse I, Nellessen G, Wilke C:** Training in der Therapie. Urban&Fischer Verlag

16. **Fuhrmann R:** Vortrag int. Symposium „rund um das Sprunggelenk" 30.5.-1.6.08 Palma de Mallorca
17. **Fumich RM et al.:** The measured effect of taping on combined foot and ankle motion before and after exercise. Am J Sports Med 9 (1981); 165-170
18. **Garrick JG, Requa RK:** Role of external support in the prevention of ankle sprains. Med and Science in Sports 5 (1973): 200-203
19. **Gleitz M, Rupp S, Hess T, Hopf T:** Einfluss des Reflextrainings auf die Stabilisierung chronisch instabiler Sprunggelenke. Orthop. Praxis 30 (1992); 498-501
20. **Gollhofer A, Granacher U, Taube W, Melnyk M, Gruber M:** Bewegungskontrolle und Verletzungsprophylaxe. Deutsche Zeitschrift für Sportmedizin 57 (2006); 266-270
21. **Gomez E et al.:** Incidence of injury in Texas girls' high school basketball. Am J Sports Med 24 (1996) 684-687.
22. **Grasmück J, Lohrer H, Gollhofer A, Alt W:** Ein Konzept zur frühfunktionellen, leistungssportgerechten Rehabilitation bei konservativ oder operativ therapierten lateralen Kapselbandrupturen am oberen Sprunggelenk. Orthop Praxis 3 (1994); 186-190
23. **Graumann L, Walther M, Krabbe B, Kleindienst F:** The influence of sport-shoes mechanical properties on the frequence of lower-extremity athletic injuries. Sport Orthopädie, Sporttraumatologie 23 82007); 174-177
24. **Gross MT et al.:** Effect of ankle orthoses on functional performance for individuals with recurrent lateral ankle sprains. J Orthop Sports phys Ther 25 (1997); 245-252
25. **Häflinger/Schuba:** Koordinationstherapie, Propriozeptives Training. Meyer und Meyer Verlag, ISBN-10: 3898992519
26. **Handoll HH et al.:** Interventions for preventing ankle ligament injuries. Cochrane Database of Systematic Reviews (2001), Issue 3, Art No. CD000018
27. **Hoffmann R et al.:** Zur funktionellen Behandlung der frischen fibularen Bandruptur. Eine experimentelle Studie. Unfallchirurg 90 (1987); 441-447
28. **Jerosch J et al:** The influence of orthoses on the proprioception of the ankle joint. Knee Surg, Sports Traumatol Arthroscopy 3 (1995); 39-46
29. **Jerosch J et al:** Is prophylactic bracing of the ankle cost effective? Orthopedocs 19 (5) (1996); 405-414
30. **Jerosch J et al.:** Influence of external stabilizing devices of the ankle on Sport-specific capabilities. Knee Surg, sports Traumatol Arthroscopy 5 (1997); 50-57

31. **Karlsson J et al.:** The effect of taping on ankle instability. Practical implications. Sports Med 16 (1993); 210-215
32. **Kerkhoffs GMMJ, Rowe BH, Assendelft WJJ, Kelly K, Struijs PAA, van Dijk CN:** Immobilisation and functional treatment for acute lateral ankle ligament injuries in adults (Cochrane Review), in: The Cochrane Library, Oxford: Update Software, Issue , 2004.
33. **Kerkhoffs GMMJ, Handoll HHG, de Bie R, Rowe BH, Struijs PAA:** Surgical versus conservative treatment for acute injuries of the lateral ligament complex of the ankle in adults (Cochrane Review), in: The Cochrane Library, Oxford: Update Software (2004) Issue 4.
34. **Kimura IF et al:** Effect of the AirStirrup in controlling ankle inversion stress. J Orthop Sports Phys Ther 9 (1987); 190-193
35. **Kleine, M.W. et al.:** Therapie der lateralen Sprunggelenksdistorsion mit hydrolytischen Enzymen, Dtsch. Z. Sportmed. 41 (1990): 435-439.
36. **Leitlinien** der Deutschen Gesellschaft für Orthopädie und Traumatologie (DGOT) und des Berufsverbandes der Ärzte für Orthopädie (BVO)
37. **Lohrer H, Alt W, Gollhofer A, Rappe B:** Verletzungen am lateralen Bandapparat des Sprunggelenks – eine Übersicht. Deutsche Zeitschrift für Sportmedizin 51 (2000); 196-203
38. **MacKean et al.:** Prophylactic ankle bracing vs. taping: Effects on functional performance in female Basketball players. J Orthop Sports Phys Ther 22 (1995); 77-81
39. **McGuine TA, Greene JJ, Best T:** Balance as a predictor of ankle injuries in high school basketball players. Clin J Sport Med 10 (2000); 239-244
40. **Menke, W.:** Spezielle Sportorthopädie und Sporttraumatologie, Limpert Verlag, Wiesbaden 2000
41. **Olsen OE, Myklebust G, Engebretsen L, HolmeI, Bahr R:** Exercises to prevent lower limb injuries in youth sports: cluster randomised controlled trial. BMJ 330 (2005); 449-456.
42. **Olmsted LC et al.:** Prophylactic ankle taping and bracing: a numbers-needed-to-treat and cost-benefit analysis. J Athl Train 39 (2004); 95-100
43. **Pienkowski D et al.:** The effect of ankle stabilizers on athletic performance. A randomized prospective study. Am J Sports Med 23 (1995); 757-762
44. **Powell JW, Barber-Foss KD:** Sex-related injury patterns among selected high school sports. Am J Sports Med 28 (2000); 385-391.
45. **Rahn, H.-D.:** Distorsion des oberen Sprunggelenks: Verkürzte Heilzeiten bei systemischer Therapie mit hydrolytischen Enzymen – ein Vergleich zweier Enzym - Kombinationspräparate mit Placebo, Dtsch. Z. für Sportmedizin, 46 (1995) H. 9: 426-431.

46. **Renström P, Theiss M:** Biomechanik der Verletzung der Sprunggelenkbänder. Sportverl Sportschad 7 (1997); 29-35
47. **Renström P:** Risikofaktoren des Freizeitsports. Orthopäde 29 (2000); 981-986.
48. **Smith RW, Reischl SF:** Treatment of ankle sprains in young athletes. Am J Sports Med 14 (1996); 465-571
49. **Steinbrück K.:** Epidemiologie von Sportverletzungen – 25-Jahres-Analyse einer sportorthopädisch-traumatologischen Ambulanz. Sportverletzungen – Sportschaden 13, 38–52 (1999)
50. **Uhlmann, K.:** Lehrbuch der Anatomie des Bewegungsapparates, Wiesbaden, Quelle und Mayer, 4. Auflage 1996
51. **Verhagen E, van der Beek A, Twisk J, Bouter L, Bahr R, van Mechelen W:** The effect of a proprioceptive balance board training program for the prevention of ankle sprains. Am J Sports Med 6 (2004); 1385-1393.
52. **Weineck, J.:** Sportanatomie, Balingen, Spitta Verlag GmbH, 13. Auflage 2000
53. **Wiley JP, Nigg BM:** The effect of an ankle orthosis on ankle range of motion and performance. J Orthop Sports Phys Ther 23 (1996); 362-369
54. **Wirhed, R.:** Sportanatomie und Bewegungslehre, dt. Übersetzung von Danquillier, A. und Dotter, M., Schattauer GmbH, Stuttgart, 3. Auflage 1999
55. **Yeung MS et al.:** An epidemiological survey on ankle sprains. Br J Sports Med 1994, 28: 112-116
56. **Zwipp H, Tscherne H, Hoffmann R, Thermann H:** Riss der Knöchelbänder: Operative oder konservative Behandlung. Deutsches Ärzteblatt 85 (1988); 2019-2022

Über die Autoren

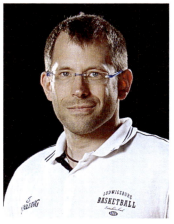

Dr. med. Christoph Lukas, 12.01.1974
Orthopäde, Sportmedizin, Akupunktur,
Manuelle Medizin
Oberarzt im Reha-Zentrum Hess,
Steinheimerstr. 7-9, 74321 Bietigheim-Bissingen

Mannschaftsarzt EnBW Ludwigsburg
(1. Liga Basketball), Verbandsarzt
Basketballverband Baden-Württemberg

Aktiver Basketballer seit 1981, Trainerlizenz
seit 1993   Web:http//:www.drlukas.de

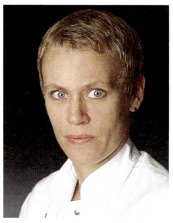

Dr. med. Vanessa Fröhlich, 09.07.1973
Assistenzärztin an der Orthopädischen
Universitätsklinik Tübingen,
Hoppe-Seyler-Str. 3, 72076 Tübingen

Sportmedizin, Manuelle Medizin, in Ausbildung
Akupunktur und Notfallmedizin

Mannschaftsärztin Walter Tigers Tübingen
(1. Liga Basketball) von 2006-2009

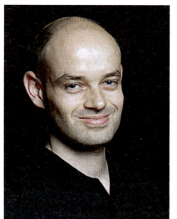

Hans-Joachim Kapferer, 13.12.1977
Assistenzarzt, Olgahospital Stuttgart
Bismarckstr. 8, 70176 Stuttgart

Mannschaftsarzt EnBW Ludwigsburg
(1. Liga Basketball) von 2007-2009